**História e descrição da
febre amarela epidêmica**

História e descrição da
febre amarela epidêmica

que grassou no Rio de Janeiro em 1850

José Pereira Rego

POSFÁCIO Sidney Chalhoub

Copyright do posfácio e das notas © 2020 by Sidney Chalhoub

CHÃO EDITORA
EDITORA Marta Garcia
EDITOR-ADJUNTO Carlos A. Inada

INDICAÇÃO EDITORIAL Sidney Chalhoub
CAPA, PROJETO GRÁFICO E DIAGRAMAÇÃO Mayumi Okuyama
PREPARAÇÃO Márcia Copola
REVISÃO Carlos A. Inada e Isabel Cury
TRANSCRIÇÃO E COTEJO de *História e descrição da febre amarela epidêmica que grassou no Rio de Janeiro em 1850* Maria Fernanda A. Rangel/Centro de Estudos da Casa do Pinhal
PRODUÇÃO GRÁFICA Lilia Góes
PESQUISA ICONOGRÁFICA Sidney Chalhoub e Erica Fujito
TRATAMENTO DE IMAGENS Jorge Bastos

DADOS INTERNACIONAIS DE CATALOGAÇÃO NA PUBLICAÇÃO (CIP)
(CÂMARA BRASILEIRA DO LIVRO, SP, BRASIL)

Rego, José Pereira
    História e descrição da febre amarela epidêmica que grassou no Rio de Janeiro em 1850 / José Pereira Rego, Sidney Chalhoub ; posfácio Sidney Chalhoub. — São Paulo : Chão Editora, 2020.

    Bibliografia.
    ISBN 978-65-990122-4-2

    1. Epidemias – Rio de Janeiro (RJ) – História – Século 19 2. Febre amarela – Rio de Janeiro 3. Saúde pública – Brasil I. Chalhoub, Sidney. II. Chalhoub, Sidney. III. Título.

20-51733   CDD-616.9280098153

Índices para catálogo sistemático
1. Febre amarela : Rio de Janeiro : História 616.9280098153
Cibele Maria Dias – Bibliotecária – CRB-8/9427

Grafia atualizada segundo as regras do Acordo Ortográfico da Língua Portuguesa (1990), em vigor no Brasil desde 1.º de janeiro de 2009.

chão editora ltda.

Avenida Vieira de Carvalho, 40 — cj. 2
CEP 01210-010 — São Paulo — SP
Tel +55 11 3032-3726
editora@chaoeditora.com.br | www.chaoeditora.com.br

Sumário

9 HISTÓRIA E DESCRIÇÃO DA FEBRE AMARELA EPIDÊMICA QUE GRASSOU NO RIO DE JANEIRO EM 1850

11 *Ao leitor*

19 *História da epidemia*

40 *Desenvolvimento, marcha e propagação da epidemia*

51 *Seria a moléstia a febre amarela ou não?*

56 *Da importação ou não importação da febre amarela para o Rio de Janeiro*

89 *Do contágio ou não contágio da febre amarela*

116 *Da natureza da moléstia*

135 *Causas da moléstia*

146 *Sintomas, marcha e terminação da moléstia*

173 *Caracteres anatômicos da moléstia*

181 *Tratamento da moléstia*

209 *Da mortandade no Rio de Janeiro, e sua proporção relativamente ao número dos atacados*

247 Posfácio — *Sidney Chalhoub*

247 *Um céu triste e carregado*

249 *Cenas da cidade escravista*

262 *José Pereira Rego, barão dos miasmas*

269 *Controvérsias médicas e o desafio da homeopatia*

285 *Escravidão e febre amarela*

295 *Raça, imigração e febre amarela*

307 *Dos miasmas aos mosquitos*

331 Bibliografia

337 Notas do posfácio

349 Créditos das ilustrações

HISTORIA E DESCRIPÇÃO
DA
FEBRE AMARELLA EPIDEMICA

QUE GRASSOU NO RIO DE JANEIRO EM 1850

POR

José Pereira Rego

NATURAL DO RIO DE JANEIRO

Cavalleiro das Ordens-Imperial da Rosa e de Christo, Dr. em Medicina pela Escola de Medicina do Rio de Janeiro, formado em Cirurgia pela Academia Medico-Cirurgica, membro titular da Academia Imperial de Medicina, honorario do Gymnasio Brasileiro, effectivo da Sociedade Auxiliadora da Industria Nacional, e da Amante da Instrucção, correspondente do Instituto Historico e Geographico Brasileiro, &c.

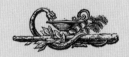

RIO DE JANEIRO
TYPOGRAPHIA DE F. DE PAULA BRITO
Praça da Constituição n. 64

1851.

À *Corporação Médica do Rio de Janeiro*

AO LEITOR*

Partout les cris du sang et les larmes du cœur,
Les cités, les hameaux, les palais, les cabanes,
Tous ont leurs morts, leurs pleurs, leurs cercueils et leurs mânes.

Delille, *L'Imagination***

O ano de 1850, que, para completar a série das calamidades que nos dous antecedentes pesaram sobre muitos povos pela luta desordenada das paixões políticas, se assinalou em muitos países pelo desenvolvimento da peste, companheira inseparável das guerras civis e da miséria pública, foi-nos também fatal pelos estragos causados pela epidemia da febre amarela que,

---

* O texto de *História e descrição* aparece aqui segundo a publicação de 1851, atualizada a ortografia. Respeitou-se a pontuação original. Quando evidentes, erros tipográficos e gramaticais foram corrigidos, mas todos os números e cifras foram mantidos como no original. Por razões de clareza, as notas de rodapé do original foram deslocadas para o final de cada capítulo. Salvo indicação em contrário, todas as notas de rodapé da presente edição são dos editores. (N. do E.)

** "Por toda parte os gritos de sangue e as lágrimas do coração,/ As cidades, as aldeias, os palácios, as cabanas,/ Todos têm os seus mortos, seus prantos, seus caixões e seus manes" (Delille, *A imaginação*). (N. do E.)

em seu princípio, assolou quase todo o nosso litoral, e pelas perdas dolorosas que nos fez experimentar, perdas tanto mais sensíveis, quanto elas vinham também depois de dissensões intestinas, que nos tinham custado sangue, sacrifícios, e vidas preciosas.

A utilidade e interesse que podia provir à ciência, e à história médica do país, assim como para o proceder futuro da autoridade pública, debaixo de cuja guarda está, ou deve estar a saúde pública, do conhecimento de todas as circunstâncias que precederam, e acompanharam o aparecimento desta epidemia, levaram-nos a representar em um quadro histórico, fiel e verdadeiro, e em linguagem clara, simples e chã, como a verdade deve-o ser, todos os males que tão insidiosa como desoladora nos fez sofrer a febre amarela, esse verdadeiro Proteu, que, sob diferentes caracteres e formas, zombava do doente, do médico, e da ciência.

Reunir em um só corpo todos os meios de que a ciência médica e administrativa lançou mão para combater, e aniquilar tão terrível inimigo, que palmo a palmo nos disputava o terreno para roubar-nos as vidas, sem escolha de classes, nem de condições, sexos, ou idades, é o fim a que nos propomos, para não deixar que fiquem olvidadas a solicitude, vigilância, e paciência, com que a classe médica se houve, já procurando salvar os seus semelhantes, expondo-se a mil privações, e barateando muitas vezes sua própria existência, já esforçando-se por desvanecer os horrores que causava a epidemia, e dissipar os prejuízos, que cabeças levianas, sem o pensarem, tinham incutido na população.

Horrível e tenebroso foi o quadro, e ainda mais horrível e lutuoso o teatro, em que se representou esse drama de morte, no qual todos mais ou menos fizeram o seu papel de dor!!

Traçar o quadro dos desgostos e atribulações por que passamos, e da consternação e terror que se divisavam no semblante de todos os habitantes desta capital, é empresa superior a nossas forças: nem é por esse lado que nos vamos ocupar com a matéria, nem com tal intenção que escrevemos estas toscas linhas. Nosso único fim, neste empenho, é registrar nas páginas da história médica brasileira os fatos e observações que podem interessar à ciência, para que o conhecimento desta terrível epidemia nos não fique só por tradição, como tem acontecido com quase todas as que entre nós se têm sucedido.

Bem longe está de nós a presunção de crer que vamos apresentar ao público um trabalho bem-acabado da história da epidemia no Rio de Janeiro. Ninguém há que não possa avaliar as dificuldades com que havíamos de lutar, para que obtivéssemos os esclarecimentos precisos, todos os documentos oficiais, observações clínicas particulares, de hospitais tanto civis como militares, tratamento em geral e em particular, necropsias; e, o que mais é, a organização de uma estatística que nos desse o número mais aproximado e exato dos atacados da febre, dos curados, e dos mortos.

Contudo, se não atingimos, como supomos, a meta dos nossos desejos, ao menos ousamos afiançar, mui pouca cousa nos falta, e esta mesmo de pequena importância a nosso ver; pois que fomos incansáveis em procurar, pesquisar, e consultar tudo quanto podia ter relação com a febre amarela no Rio de Janeiro e nas províncias. Quem já tem organizado trabalho deste gênero, no qual é mister empregar não só material próprio como alheio, para que seja perfeito e completo, como deve ser, poderá aquilatar o nosso afã.

Com a mais escrupulosa exatidão indicamos sempre a fonte, onde fomos tirar diversos fatos e trechos da nossa obra, e estabelecemos o paralelo entre as opiniões de vários autores, que têm observado e escrito sobre a febre amarela, mormente sobre o assaz combatido e ainda não decidido ponto do *contágio ou não contágio* dela.

Dividimos o nosso trabalho em onze capítulos: no primeiro tratamos da maneira como a epidemia aqui se desenvolveu, e das providências que se tomaram para atenuar seu progresso e intensidade: no segundo descrevemos a marcha e direção que ela tomou, os pontos que atacou dentro e fora da cidade, as épocas de seu incremento e declinação, confrontadas com as alterações atmosféricas marcadas pela escala termométrica nos meses decorridos de janeiro a junho de

1850, e com o que a respeito se notou na epidemia que reinou em Pernambuco de 1686 a 1692, e os principais sintomas desta última: no terceiro procuramos mostrar que a febre, que grassou nesta cidade, foi a amarela: no quarto ocupamo-nos com a questão da importação, dando uma notícia resumida do modo como se desenvolveu nas províncias que assaltou: no quinto tratamos da questão do contágio ou transmissibilidade da moléstia, e das medidas quarentenárias: no sexto ocupamo-nos com a natureza da febre amarela: no sétimo com as causas que contribuíram para o desenvolvimento da epidemia, e com a diferença entre ela e a escarlatina para atacar certas classes da nossa sociedade: no oitavo descrevemos os sintomas, marcha, formas, e terminação da moléstia entre nós: no nono expomos os caracteres anatômicos da enfermidade: no décimo indicamos o tratamento geralmente seguido pelos médicos do Rio de Janeiro: no décimo primeiro tratamos da mortandade geral, e sua proporção relativa ao número dos atacados; e indicamos em resumo os tratamentos empregados nos diferentes hospitais, assim como o de alguns médicos, que nos enviaram uma notícia dos resultados da sua clínica, ou que os tinham publicado.

Assim consignamos os fatos patológicos e históricos da febre amarela; e temos para nós que esta divisão é a mais natural e médica que podíamos seguir. Árdua foi a empresa, audaz quem se abalançou a ela. Fizemos todos os esforços para bem merecer e ser úteis; e sem vaidade nos apresentamos a nossos juízes esclarecidos, e inúmeras testemunhas de tão recentes fatos, bem cônscios de nossa pouca valia, mas esperançados de ver aparecer à luz, sobre assunto tão importante, trabalhos mais completos, de mais erudição e valor científico.

Felizes de nós, se por este pequeno testemunho de amor à ciência merecermos a continuação da estima de nossos colegas e amigos, e o reconhecimento da humanidade sofredora. A nada mais aspiramos pelo nosso penoso trabalho.

Rio, 12 de janeiro de 1851

O Autor

História e descrição da febre amarela no Rio de Janeiro

I.

HISTÓRIA DA EPIDEMIA

As diferenças completas observadas em nossa constituição climatérica no ano de 1849, caracterizada por uma seca de que não há exemplo há muito tempo; pelo calor ardente que nos flagelou no estio, pela falta de trovoadas na mesma estação, e ausência das virações para a tarde quase constantes no Rio de Janeiro; a chegada de imensos aventureiros que se destinavam à Califórnia, e que aqui desembarcavam e percorriam todas as nossas ruas, sem que medidas algumas sanitárias a seu respeito se tomassem, não obstante saber-se que vinham de países nos quais reinavam moléstias epidêmicas gravíssimas; o ingresso de africanos pela mor parte acometidos de moléstias graves trazidos para o seio da população, e acumulados em pequenos espaços mal arejados e pouco asseados; o desembarque de grande número de estrangeiros, que vinham entre nós estabelecer-se, e conseguintemente a aglomeração e aumento rápido da população; o predomínio de afecções gástricas mais ou menos graves durante todo o ano; o aparecimento para os últimos meses de algumas febres gástricas com preponderância de fenômenos atáxicos e tifoídeos no começo do estio, dando lugar a grandes fusões purulentas e à formação mesmo de abscessos enormes junto das articulações: tudo reunido ao abandono em que estava a nossa higiene pública, ao estado deplorável das nossas valas de despejo e de nossas praias, ao desenvolvimento de incessante emanação de miasmas infectos pelo grau excessivo de calor no estio, fazia presumir ou antes acreditar no aparecimento para o outono de alguma epidemia grave mais ou menos mortífera, se por acaso semelhantes condições durassem.

Na verdade, o homem de ciência que contemplava o estado aparente de salubridade de que gozávamos (porque força é confessar, o número de doentes era pequeno) no meio desses elementos de destruição; que experimentava o peso da atmosfera nos últimos meses do ano; que encarava para a falta de brilhantismo do céu do Rio de Janeiro, toldado por essa miríada de corpúsculos devidos à decomposição das matérias animais e vegetais desprendidos dos imensos focos de infecção entre nós existentes, e dando à atmosfera um aspecto tristonho e carregado, decerto não podia deixar de maravilhar-se do que observava, e de não enxergar nesse como torpor ou inação dos elementos de destruição que nos rodeavam um desfecho tanto mais terrível para a humanidade, quanto maior fosse sua duração, uma vez que condições favoráveis viessem pôr em conflagração os elementos combustíveis há tanto tempo acumulados, atendendo a que a reação devida ao rompimento desse como equilíbrio aparente devia ser igual à força de ação das leis que o mantinham.

Estes receios filhos unicamente do estudo e apreciação das condições em que nos achávamos, foram se tornando tanto mais fortes quanto mais nos aproximávamos do outono pelo aparecimento de algumas febres graves que se iam manifestando. Eles ganharam muito maior vulto quando pelo vapor *Pernambucana* entrado dos portos do Norte em 13 de dezembro soube-se aqui que havia aparecido na Bahia uma febre, que denominavam vulgarmente "polca", "constituinte" ou "califórnia", a qual ia fazendo não poucas vítimas, sobretudo nos de profissão marítima.[1]

Ganharam ainda maior força, quando vimos entrar a corveta *D. João I.* procedente da Bahia, e seu digno comandante evitar qualquer comunicação com terra por ter havido, durante a viagem, a seu bordo cinco casos de febres que reinavam na Bahia, e haverem-lhe morrido dous homens dos atacados,[2] quando finalmente pela chegada do vapor *Imperatriz* no dia 20 do mesmo mês tivemos ocasião de conhecer o parecer do conselho de salubridade pública da Bahia,[3] no qual apesar de declarar o mesmo conselho que a moléstia nada tinha de contagiosa e assustadora, e dar a entender que nenhuma especialidade oferecia, via-se entretanto que ela apresentava caracteres de gravidade muito importantes, por isso que atacava de preferência os centros nervosos e viciava a hematose, como se expressava o mesmo conselho; e se manifestava em uns ou no maior número com predomínio de fenômenos gástricos; em outros com o tifoídeo; em alguns com o apoplético; porém, apesar de tudo isto, apesar de se saber pela chegada do vapor *S. Salvador* em 5 de janeiro[4] que a epidemia recrudescera de 25 de dezembro em diante, tendo sido milhares de pessoas atacadas, tanto nacionais como estrangeiros, sobretudo a maruja externa, da qual já tinham morrido até as últimas datas 114 pessoas; apesar enfim da comunicação feita pelo ex.mo presidente da Bahia,[5] datada de 1.º de janeiro, de terem sido atacadas para cima de 20 mil pessoas, e terem sucumbido mais de 160 estrangeiros, pela maior parte marinheiros, e de ser opinião de alguns ter ela sido introduzida por um navio chegado de Nova Orleans com doentes a bordo, dos quais tinham sucumbido alguns na viagem, apesar de tudo, dizemos, descuidamo-nos perfeitamente, talvez porque, a par das declarações do progresso e incremento da epidemia, vinham sempre notícias consoladoras de sua benignidade e da esperança de sua próxima extinção, ou porque nunca nos persuadimos que ela nos viesse assaltar; e então nenhumas providências sanitárias se tomaram relativamente aos navios procedentes dos portos do Norte, para ver se se conseguia evitar a importação da moléstia para o Rio de Janeiro, como o exigia a prudência e a segurança da capital.

Não tardou porém muito que não pagássemos bem caro as facilidades com que nos dirigimos em todas as nossas cousas, e nos não arrependêssemos de não ter tomado algumas providências sanitárias acerca dos navios procedentes dos portos do Norte, especialmente da Bahia, infectados da febre ali reinante, e não tivéssemos de experimentar uma prova terrível para sermos mais acautelados no futuro, já que o não fomos no passado, nem somos do presente, deixando pela nossa incúria e desleixo este belo país, talvez um dos mais saudáveis do mundo, ser assaltado por diversas epidemias mais ou menos graves, que quase sempre nos têm sido trazidas de fora.

Não é o amor da terra que nos viu nascer que nos cega para emitirmos uma semelhante proposição. Não. A salubridade do clima do Rio de Janeiro pode-se tomar como proverbial pela apreciação e exame das próprias epidemias que nele têm reinado nestes últimos tempos, quase todas importadas; pois vê-se que de ordinário se extinguem por si mesmas sem deixarem após si grandes estragos, apesar de nenhumas medidas higiênicas se empregarem para obstar à sua propagação, parecendo que os elementos epidêmicos encontram um antagonismo perfeito ao seu desenvolvimento e incremento em nossa constituição médica.

Mas será suficiente o exemplo que nos deu a epidemia de que ultimamente fomos vítimas, de todas a mais assoladora que têm chegado ao Rio de Janeiro, para que, não contando sempre com a salubridade do clima, tomemos algumas medidas para evitarmos novas catástrofes semelhantes, e livrarmos o país de marchar em decadência, como sem dúvida acontecerá, se tais males se reproduzirem? Custa-nos a crer, pelo menos a julgarmos pelo que se tem passado depois que a epidemia cessou, porquanto tudo se conserva no *statu quo* em que existia antes dela.

Não tardou muito, dizíamos nós, que nos arrependêssemos de não termos tomado medidas algumas de precaução a respeito dos navios procedentes dos portos do Norte; e com efeito a comunicação feita à Academia Imperial de Medicina em sessão extraordinária de 10 de janeiro pelo sr. dr. Lallemand, médico da enfermaria de estrangeiros da Santa Casa da Misericórdia,[6] veio-nos patentear com toda a evidência o desenvolvimento de uma febre grave em marinheiros vindos da Bahia, e sua transmissão a outros indivíduos que com eles moravam.

Relatam-se nessa comunicação oito fatos, dous dos quais eram relativos a marinheiros chegados da Bahia em direitura a este porto na barca americana *Navarre*, os quais foram recolhidos à Santa Casa no dia 27 do mesmo mês, quatro indivíduos que com eles moravam na taberna de Frank na rua da Misericórdia, na qual adoeceram também a mulher do mesmo, e o caixeiro alemão Lenschau. A estes fatos acrescentou o sr. dr. Sigaud[7] o de um moço francês de nome Eugène Anceaux, o qual tinha chegado da Bahia havia dez dias, e fora recolhido à casa de saúde, de que era ele médico, onde falecera; e o sr. dr. Feital[8] um outro de um marinheiro do vapor *D. Pedro* chegado da Bahia, o qual falecera no hospital de Marinha dentro de poucas horas.

A exposição destes fatos quase que não deixou dúvidas no espírito dos membros presentes da Academia que eram eles da febre amarela da América, tal como a descrevem os autores, que a têm observado nos lugares em que ela reina: porém convinha para formar um juízo mais exato o conhecimento de maior número de fatos.

A Academia então consultada pelo Governo sobre os fatos referidos pelo dr. Lallemand, e que haviam sido levados ao seu conhecimento pela administração da Santa Casa da Misericórdia em data de 28 de dezembro,[9] respondeu pelo órgão de sua comissão nomeada para apresentar um parecer a respeito:

> que balda de todos os esclarecimentos sobre a natureza e índole da moléstia epidêmica, que grassava na Bahia, não possuindo a descrição de seus sintomas, e não tendo conhecimento do resultado das autopsias; desconhecendo o que a seu respeito pensavam os práticos abalizados, que a tinham presenciado e cuidado, não podia ajuizar acertadamente dela

e de seu caráter, e menos ainda ocupar-se de sua contagiosidade para daí induzir a possibilidade de sua importação no Rio de Janeiro, que maiores eram ainda as dificuldades para que afirmasse partilhar a moléstia das qualidades da febre amarela: que aguardava porém que o Governo imperial se dignasse mandar vir todos os esclarecimentos precisos, e fornecesse à Academia os meios de satisfazer a curiosidade pública, e encher esta lacuna da ciência.

Que o mesmo acontecia com a moléstia observada na Santa Casa, e sobre a qual o Governo imperial chamava a atenção da Academia, porque os fatos, além de poucos, não tinham os fenômenos que os caracterizavam a mesma homogeneidade, e que por isso não podia o médico consciencioso e prudente basear uma opinião, e formar um juízo seguro sobre a identidade de seus sintomas e os indicados pelos autores como representando a febre amarela ou tifo icteroide.

Que seria portanto pouco científico e regular que se pudesse desde já, e sem novos fatos e ulteriores indagações, assinar a classe das moléstias, em que devia ser colocada a de que se tratava, podendo-se apenas dizer que havia em geral fenômenos gastroentéricos inflamatórios, sinais de flegmasias cardioarteriais, e alguns sintomas de afecção cefalorraquidiana.

Que em todo o caso, passando-se os fatos referidos em marinheiros e pessoas vindas da Bahia ou que com estes tiveram contacto, que neles se apresentando alguns sintomas que se assemelhavam àqueles que se notam nos acometidos de febre amarela, era prudente, justo e de conveniência pública medidas sanitárias e de precaução, com as quais, se outra vantagem maior não se conseguisse, pelo menos sossegavam-se as famílias, tranquilizava-se o povo, e acalmavam-se os espíritos já bastante atemorizados e só por isso dispondo os corpos a sofrer.

Então passou ela a apontar aquelas medidas que se costumam a pôr em prática em todos os países para evitar a importação ou progressos de qualquer epidemia, insistindo com especialidade no uso das quarentenas, e na remoção dos acometidos da febre do meio da população para lugar retirado, donde o foco de infecção não pudesse prejudicar os habitantes da cidade.[10]

Então não era conhecida ainda entre nós a opinião definitiva dos médicos da Bahia sobre a natureza das febres que lá reinavam, sabendo-se unicamente por cartas particulares que uns opinavam pela ideia da febre amarela, no entanto que outros a ela se opunham, notícia que se confirmou por um trecho do ofício do ex.^{mo} presidente publicado na *Tolerancia* de 23 de janeiro[11] no qual dizia ele o seguinte:

até hoje a opinião dos facultativos do país está em oposição com a de alguns médicos estrangeiros, querendo estes que seja a febre amarela maligna e contagiosa que reina na atualidade, e grande parte daqueles apenas tem concordado em ser uma febre epidêmica sem contágio, nem ter um caráter essencial de malignidade, apresentando em muitos poucos casos, como exceções, alguns sintomas que autorizam os médicos estrangeiros à classificação que apresentam.

Além disto, os fatos conhecidos pela Academia eram ainda mui poucos para que pudesse ela logo dar uma opinião, quer a respeito de sua semelhança com a da Bahia, quer a respeito de sua índole especial; por isso julgamos que a Academia, no parecer que deu, conduziu-se com a prudência e circunspecção necessária a uma corporação científica.

Com efeito, em vista do parecer da Academia e do aparecimento de novos fatos de febres, o Governo imperial ordenou o estabelecimento das quarentenas para os navios procedentes dos portos do Norte, e encarregou ao ex.^{mo} provedor da Santa Casa da Misericórdia a criação de um lazareto na ilha do Bom Jesus, para onde fossem remetidos os doentes atacados da febre então reinante, e deram-se ainda outras providências que as circunstâncias reclamavam: porém, apesar de tudo isto, a moléstia continuou a progredir, e bem depressa o hospício do Bom Jesus tornou-se insuficiente para conter todos os doentes acometidos da febre, de modo que em fevereiro a administração da Santa Casa viu-se forçada a criar provisoriamente mais algumas enfermarias, estabelecendo uma na rua da Misericórdia, outra no Saco do Alferes e outra na praia Formosa.

Então reuniu-se de novo a Academia em dias de fevereiro, fez chegar ao conhecimento do Governo por um outro parecer que a moléstia, que reinava, era a verdadeira febre amarela da América, reconhecida por todos os seus fenômenos próprios desde o grau mais simples ou de influência, até os casos mais graves, caracterizados pelo vômito preto e outros fenômenos próprios; opinião que também já era seguida na Bahia pela comissão médica daquela cidade[12] como se vê do parecer abaixo transcrito, assim como de alguns médicos da Bahia, dentre os quais citaremos o sr. Egas Muniz Carneiro de Campos, o qual já em 17 de dezembro de 1849 no número 189 da *Tolerancia* tinha declarado ser a febre amarela a que reinava na Bahia.[13] Nestas circunstâncias se achavam as cousas quando o Governo imperial, ou porque a Academia não pudesse em seu pensar satisfazer a todos os encargos que sobre ela pesavam, ou por qualquer outra circunstância que não nos é dado atingir, nomeou uma comissão de nove membros sob a direção do presidente da il.ᵐᵃ Câmara Municipal, a qual foi daí em diante consultada em todas as questões que podiam interessar a epidemia.[14] Com prazer o dizemos, com relação às primeiras cautelas ou àquelas a que se referiu a Academia, e sobre que unicamente foi ouvida, a comissão concordou perfeitamente em suas opiniões com as da Academia.

Esta comissão, denominada central, reuniu-se pela primeira vez no dia 13 de fevereiro no paço da il.ᵐᵃ Câmara

Municipal, e um de seus primeiros cuidados foi moderar o terror e susto que se tinha apoderado da população, e indicar-lhe os primeiros meios a que deveria recorrer no caso de acometimento da febre. Ela formulou logo nesse dia um trabalho com o título — "Conselhos às famílias sobre o comportamento que devem observar durante a epidemia" — e enviou-o ao Governo imperial, que o fez publicar no dia seguinte em todos os jornais mais lidos.[15]

Este trabalho em que a comissão indicava ao povo, em estilo simples e ao alcance de todas as inteligências, as regras de higiene que deveria guardar no curso da epidemia, assim como os meios curativos a que poderia recorrer na invasão da moléstia antes de consultar qualquer médico, foi um dos trabalhos que mais utilizou à população, e mais transtornou o plano do charlatanismo, pelas muitas curas que de sua adoção se alcançaram nos casos em que a moléstia se revestia de caracteres mui simples. E então este, indignado pelas muitas curas que se operavam, mesmo naquelas casas em que suas palavras eram um evangelho, recorreu ao meio de fazer desviar o povo da adoção dos conselhos expendidos nesse parecer, escrevendo artigos violentos contra o óleo de rícino, as infusões diaforéticas, os pedilúvios e outros meios semelhantes nele indicados, atribuindo-lhes o desenvolvimento e intensidade de alguns fenômenos mais graves. Tanto pode a razão alienada!!! Mas o povo, apesar de tudo, foi seguindo os preceitos estabelecidos pela comissão, e muitas famílias pobres e faltas de recursos deveram a eles a sua salvação.

Progredindo a epidemia, e tornando-se insuficiente o lazareto do Bom Jesus, foi a comissão consultada pelo Governo imperial sobre se o estabelecimento de enfermarias em alguns lugares da cidade para isso mais próprios poderia ainda mais comprometer o estado de salubridade da capital, do que não estava; e ela respondeu que não, uma vez que a moléstia já tinha invadido todos os bairros da cidade, mas que convinha entretanto procurar posições elevadas e bastante arejadas. Então, em virtude deste parecer, criou-se no morro do Livramento o hospício de Nossa Senhora do mesmo nome, sob a direção do distinto professor o sr. dr. Manoel do Valladão Pimentel, e as enfermarias criadas provisoriamente na rua da Misericórdia, Saco do Alferes e praia Formosa, foram ainda conservadas por algum tempo, em razão do grande número de doentes que afluía aos hospitais, ficando reservado o hospício do Bom Jesus para os doentes que já lá estavam, assim como para aqueles que eram acometidos nos lugares mais próximos.[16] Além destas providências, criaram-se por proposta da comissão central comissões médicas em todas as freguesias da cidade para tratarem dos doentes pobres, e comissões de polícia do porto para examinarem o estado de salubridade dos navios ancorados, e fazerem recolher às enfermarias os doentes que fossem encontrados a bordo dos navios, devendo umas e outras proporem as medidas necessárias ao bom andamento e execução dos encargos que lhes eram prescritos em seus regulamentos formulados pela comissão central e mandados executar pelo Governo.

Ainda outras providências se tomaram para obstar ou pelo menos diminuir a força do mal, e ocorrer a todas as eventualidades possíveis, convindo, para sermos justos, confessar que o Governo imperial mostrou nessa crise terrível o maior interesse e dedicação em minorar os sofrimentos e males causados por tão grande calamidade, já satisfazendo com a prontidão possível a todas as reclamações feitas pelos seus delegados em benefício da saúde pública, já minorando os males de muitas famílias pobres com auxílios pecuniários para satisfazer as suas primeiras necessidades, já mandando distribuir remédios gratuitamente, já finalmente expedindo médicos em comissão para todos aqueles pontos do município fora da cidade, onde a epidemia se foi manifestando, como por exemplo, Inhaúma, Paquetá, Ilha do Governador e Irajá.

Cumpre ainda, por amor da verdade e em abono da classe médica do Rio de Janeiro, dizer que ela nunca se mostrou mais digna de admiração do que nessa quadra terrível, em que todos, desprezando seu cômodo e bem-estar, e muitas vezes ainda meio sãos e meio doentes da febre, rivalizavam em fazer sacrifícios pela salvação de uma população inteira, que não poucas vezes deixou de mostrar-se ingrata, menosprezando os homens que, abnegando todos os seus cômodos e fazendo o sacrifício de sua saúde e vida, só tinham em vista o amor da humanidade; no entanto que acatava o charlatanismo mais impudente, que só mirava o interesse pecuniário e nunca o da humanidade, porque a sede e ambição do ouro tudo lhe fazia esquecer.

Um contraste bem frisante podia ser notado nessa ocasião por um observador sincero e despido de prevenções.

Enquanto os médicos verdadeiramente filantropos mostravam em suas fisionomias pintadas as expressões de dor e desgosto, e lastimavam a sorte de tantas vítimas ceifadas, de um lado pela gravidade da moléstia, e de outro pelos embustes e estragos do charlatanismo, este percorria satisfeito as ruas desta cidade, ostentando milagres e os lucros obtidos pelo sacrifício da vida de seus semelhantes, desejando que durasse a calamidade, a fim de continuar a locupletar-se, e estigmatizando os meios de tratamento os mais inocentes aconselhados pelos homens profissionais.

Cumpre-nos igualmente confessar que a administração da Santa Casa da Misericórdia sob a direção de seu digno e incansável provedor fez nessa época calamitosa os mais relevantes serviços, os quais jamais serão esquecidos por uma população inteira, que teve ocasião de observar o zelo e atividade com que o seu digno provedor procurava desempenhar tudo quanto lhe era determinado pelo Governo, parecendo até incrível, como em tão pouco tempo podia ele satisfazer a tantos e tão trabalhosos encargos.

Chegando a epidemia ao seu maior grau de intensidade, e crescendo todos os dias o número das vítimas a ponto de já não haver lugar quase nos templos para se sepultarem os corpos, ordenou o Governo, em virtude de proposta da comissão central, que cessassem os enterramentos nas igrejas, sendo de então por diante sepultados os cadáveres em cemitérios extramuros. Com esta providência, há muito reclamada pela ciência e civilização, pela qual instavam sempre os homens profissionais, e que ainda hoje não existiria, se a força da necessidade a isso não obrigasse, não pouco ganhou a cidade do Rio de Janeiro debaixo do ponto de vista de sua salubridade. Esta foi uma das mais importantes medidas que nos trouxe o desenvolvimento da epidemia, e é para lamentar que só tão graves circunstâncias, como as em que nos achamos, fossem necessárias para vencer prejuízos e usos inveterados que nem a ciência nem as luzes do século puderam nunca destruir em nosso país.

Para concluir o que temos a expor a tal respeito, diremos que a comissão central, reconhecendo que a epidemia progredia e ameaçava atacar outros pontos, e que os resultados das observações aqui feitas poderiam muito aproveitar naqueles lugares, em que a moléstia ainda não tinha chegado, organizou um trabalho no qual descreveu os sintomas, marcha, lesões anatômicas e tratamento da moléstia, e enviou-o ao Governo imperial, que o mandou imprimir e remeter, segundo nos constou, exemplares às câmaras dos diversos municípios.[17]

---

1 Vede *Jornal do Commercio* de 14 de dezembro.

2 Vede o mesmo jornal de 15 de dezembro.

3 Eis o parecer: "O conselho de salubridade desta cidade, tendo-se reunido em virtude do ofício do ex.^{mo} sr. presidente de 4 do corrente, a fim de apresentar seu parecer acerca da febre reinante, é da opinião seguinte: 1.º que a moléstia que está reinando nesta cidade é uma epidemia das que costumam aparecer nos países intertropicais, mormente quando ocorrem mudanças repentinas na atmosfera, e copiosas chuvas fora de tempo, precedidas e seguidas de excessivo calor, que aumentando a evaporação dos charcos, pântanos, e do solo desenvolvem em maior quantidade os miasmas que abundam em todos estes países, e procedem da decomposição das muitas matérias animais e vegetais que neles existem: circunstâncias estas, que atualmente entre nós se têm realizado pelo transbordamento dos rios, imundícias da cidade, má direção no encanamento das águas, inumação nos templos, e absoluta falta de polícia médica, acrescendo a tudo isto o terror que sempre causa à população o aparecimento de uma epidemia, terror que tem sido aumentado por escritos imprudentes e inexatos, e de propósito exagerados em alguns jornais desta cidade.

"2.º Que a moléstia de que se trata ataca de preferência os centros nervosos, vicia a hematose, e em quase todos os doentes se manifesta com sintomas de afecção do aparelho digestivo, e mormente nas pessoas de vida irregular; com caráter tifoídeo nas que mais se têm exposto às intempéries da quadra, particularmente nos indivíduos que menos estão habituados às mesmas; e sob a forma apolética nos que pelo temperamento ou idade estão a isso predispostos.

"3.º Que esta epidemia nada tem em si de contagiosa nem de assustadora e que os casos graves e fatais são devidos à predisposição dos doentes, a moléstias análogas, ou ao susto de que os doentes se têm deixado apoderar, ou finalmente a tratamentos contrários à razão.

"4.º Que, como o conselho de salubridade consta de poucos médicos comparativamente a quantos existem nesta cidade, aconteceria que os dados estatísticos que o mesmo conselho apresentasse dariam lugar a consequências falsas respectivamente ao número total dos doentes afetados, e à relação real entre os casos graves e funestos, e o grandíssimo número de benignos; parecendo ao mesmo conselho que o modo de obter-se uma estatística aproximada seria fazer estas indagações por intermédio da polícia, ou por aqueles meios que o Governo julgar mais convenientes, visto que por esta maneira poder-se-á saber de muitos casos que por médicos não tenham sido tratados: obtidos estes dados e remetidos pelo Governo ao conselho, tratará este de organizar um trabalho que haja de satisfazer, como for possível, esta exigência.

"5.º Que os meios de prevenir esta moléstia consistem da parte de cada indivíduo: 1.º em estar seguro de que ela é benigna; havendo-se dela curado grandíssimo número de pessoas, não se tendo realizado a morte senão por exceção em indivíduos já dispostos a adoecer gravemente pelas causas ordinárias, ou que sofriam moléstias crônicas, ou exaustos de força pela idade, ou por excesso de um viver desordenado: 2.º em ter escolha, parcimônia e sobriedade no uso dos alimentos, preferindo os de fácil digestão aos indigestos e pesados, não enchendo demasiado o estômago em cada comida principalmente de noite: 3.º em não usar de vinhos ou bebidas espirituosas não estando a elas habituado, e ainda neste caso tomá-las somente ao jantar em pequena quantidade, devendo-se ter como errônea e perigosa a ideia de ser a aguardente tomada em diferentes ocasiões do dia um preservativo da moléstia, quando muito pelo contrário ao uso dela e de outras bebidas espirituosas, assim como à má qualidade e grande quantidade de alimentos é que devem ser atribuídos os casos graves e fatais: 4.º em não expor-se ao relento, nem ao calor do sol, quando ele é muito intenso, e evitar o resfriamento do corpo ao ar livre estando suado ou depois de qualquer exercício: 5.º em fugir de habitações baixas, úmidas, mal arejadas e vizinhas de lugares imundos, procurando residir e dormir em aposentos em que se deem condições contrárias: 6.º em guardar muito asseio e limpeza não só no corpo e nos vestidos, mas também nas habitações: 7.º evitar o excesso em qualquer dos atos da vida que hajam de enfraquecer o corpo e diminuir a resistência da economia animal aos agentes externos.

"6.º Que os meios preventivos que não estão em poder de cada indivíduo, e que pela sua dificuldade e importância dependem das autoridades são: 1.º a cessação dos dobres de sino, que no ânimo dos doentes incutem ideias de morte que muito agravam seu estado; e em muitas circunstâncias podem por si sós causá-la em indivíduos nervosos: 2.º a remoção das causas de insalubridade que se acham espalhadas pelas ruas da cidade e seus contornos, nos esterquilínios, canos abertos que expõem à ação do ar e do calor solar os produtos excrementícios dos animais, e as emanações dos cadáveres enterrados nas igrejas em número superior aos das covas e carneiros que elas possuem: o que tudo agora mais que nunca pode obrar, favorecendo a continuação da epidemia.

"Bahia em sessão do conselho de salubridade 12 de dezembro de 1849.

"Está conforme. Dr. Manoel Maurício Rebouças, 1.º secretário."

Jornal do Commercio de 20 de dezembro de 1849

4 Vede *Jornal do Commercio* de 6 de janeiro de 1850.

5 Idem de 9 de janeiro.

6 Lede *Annaes Brasilienses de Medicina* de setembro, v. 5, p. 241.

7 Vede *Annaes Brasilienses de Medicina* de setembro de 1850, v. 5.

8 Idem, idem.

9 Idem, idem.

10 Vede o t. 5 dos *Annaes*, p. 89.

11 Vede *Jornal do Commercio* de 3 de fevereiro.

12 A febre ora reinante na Bahia é considerada febre amarela porque se manifesta do modo seguinte: "Principia por ligeira dor de cabeça, pelos membros abdominais, enfraquecimento e incomodidade de toda a economia, elevação de temperatura, prostração de forças, diminuição de faculdades intelectuais e abatimento de espírito, face espantada, sensação incômoda no epigástrio, que ora alivia pelo aparecimento de alguns vômitos, ora cedendo seu lugar a uma gastralgia; os pômulos ao começo se tornam rubros, pulso cheio, mas não duro, a pele árida, a qual aridez, se continua ao terceiro dia, traz o abatimento do pulso, língua branca, saburrosa e larga, os olhos se tornam sensíveis à luz, e as conjuntivas injetadas, algumas horripilações nos três primeiros dias, e todo este cortejo de sintomas cedendo em geral e prontamente aos evacuantes e sudoríficos.

"Se ao terceiro dia a moléstia não tem cedido, ao quarto vai se tornar mais grave muitas vezes; a epistaxe tem lugar, vômitos biliosos, cor amarela de pele, principalmente na face e coxas, os vômitos continuam e tornam-se mais frequentes, e muitas vezes misturados de flocos negros de cor escura, parecendo com borra de vinho, principalmente nos estrangeiros e crianças, aumenta-se rapidamente a amarelidão de pele, a supuração dos que levam vesicatório muda de natureza e cor, urinas raras, enegrecidas ou amareladas, algumas equimoses sobre o peito e coxas, algumas vezes e quase sempre em estrangeiros dejeções negras e sanguinolentas, e estes sintomas uma vez aparecendo duram do quarto ao sétimo dia, e acabam fatalmente.

"Ultimamente os nacionais têm se revestido do caráter remitente, e muitas vezes intermitente e pernicioso, mas que vão cedendo segundo as observações da comissão, dentro e fora dos hospitais, ao uso do sulfato de quina em alta dose. A comissão crê que o princípio deletério que é causa desta enfermidade, inalado ou inspirado ataca os plexos cardíacos e coronários e o cérebro, e por isso pervertendo a ação nervosa, decompondo o sangue, trazendo por fim congestões cerebrais e para a periferia interna e externa da economia dá lugar aos produtos acima mencionados.

"Esta febre com tal cortejo de sintomas e ainda mais pelo modo de sua invasão que não é submetida a regra alguma ataca tanto em repouso como no sono, durante as ocupações ordinárias da vida, e no momento em que muitas vezes se não espera; e por isso a comissão tem-na classificado como amarela, mas não crê de modo algum em seu contágio segundo as luzes e os últimos escritos a tal respeito de médicos americanos e europeus de melhor nota.

"Bahia 19 de janeiro de 1850. — Vicente Ferreira de Magalhães, Salustiano Ferreira de Sousa. — Conforme. O secretário Luiz Maria Alves Falcão Muniz Barreto."

Diario do Rio de 8 de fevereiro de 1850

13 Vede Jornal do Commercio de 29 de março, e Annaes de março de 1850, v. 5.º, p. 125.

14 Compunha-se a comissão dos dr.ˢ Cândido Borges Monteiro, presidente, Manoel do Valladão Pimentel, José Pereira Rego, José Maria de Noronha Feital, Antonio Felix Martins, Roberto Jorge Haddock Lobo, José Bento da Rosa, J. Sigaud, Luiz Vicente De-Simoni, membros da Academia, e Joaquim José da Silva, professor da faculdade de medicina.

15 Lede o 5.º t. dos Annaes, p. 93, Jornal do Commercio, e Diario do Rio de 14 de fevereiro de 1850.

16 O Hospício de Nossa Senhora do Livramento foi instalado no dia 10 de março, e desse dia a 31 de maio recolheram-se a ele 843 doentes da febre amarela.

Estatística do sr. dr. Valladão de 20 de novembro de 1850.

17 Lede o 5.º v. dos Annaes, p. 165.

II.

DESENVOLVIMENTO, MARCHA E PROPAGAÇÃO DA EPIDEMIA

À vista das considerações feitas no capítulo precedente, parece fora de dúvida que os primeiros fatos, que se observaram na cidade foram os referidos pelo dr. Lallemant, de que já falamos, ou fosse porque realmente a moléstia principiasse por eles, ou fosse porque a sucessão desses fatos, a uniformidade e insídia dos sintomas observados chamassem a atenção do nosso colega sobre sua índole e caracteres especiais, e melhor o fizessem* apreciar.

Porém logo depois alguns outros fatos se foram observando não só na rua da Misericórdia, mas ainda nos lugares circunvizinhos à praia dos Mineiros e do Peixe, assim como para as bandas da Prainha e Saúde, de modo que a moléstia pareceu desenvolver-se com pouca diferença de tempo, por três pontos diversos, colocados na parte litoral da cidade.

---

* "Fizesse", no original. (N. do E.)

Destes três pontos marchou para o interior dela e seus subúrbios por três direções ou raios mais ou menos distintos e bem marcados. Do primeiro ou do da rua da Misericórdia encaminhou-se para o lado do sul da cidade, subindo pelas ruas de São José e da Assembleia a ganhar as da Ajuda e Guarda Velha, depois marchou em duas direções, uma pelos largos da Mãe do Bispo, Ajuda e Lapa a ganhar as ruas da Lapa, Glória e Catete, donde se foi estendendo aos subúrbios do lado do sul, chegando quase até o começo da lagoa de Rodrigo de Freitas, e a outra pelas ruas dos Barbonos, Arcos, Resende e Matacavalos a ir encontrar-se em Mataporcos e lugares vizinhos com as que marchavam dos outros pontos, seguindo pelo caminho do Engenho Velho, e chegando, segundo diz o sr. dr. Lobo, até as faldas da Tijuca,[1] sendo notável que o seu incremento na direção desta linha fosse muito maior, primeiro nas ruas dos Arcos e Barbonos que não nas da Ajuda e Guarda Velha, que lhe ficam anteriores no trajeto que seguia a epidemia, onde em compensação das tréguas que dera em princípio aos seus moradores, os atacou depois com maior força e os decimou em muito maior escala.

Do segundo ponto, isto é, da Prainha e suas imediações ela seguiu a direção do norte da cidade, caminhando pelas ruas da Prainha e Livramento, ganhando as praias da Saúde, Saco do Alferes e Formosa; e daí as ruas de São Cristóvão, Pedregulho, Benfica, chegando até Inhaúma e mesmo alguns lugares de Irajá, atacando as povoações mais próximas ao litoral e respeitando as centrais, onde poucos foram os casos que se manifestaram, e estes mesmos quase que não ultrapassaram os limites correspondentes à praia Pequena, sendo poupado quase todo o distrito do Engenho Novo, apesar de sua proximidade, assim como as ruas mais centrais do Engenho Velho.

Do terceiro ponto ou do central subiu pelas ruas que vão terminar na rua Direita a ganhar o Campo de Santana e Cidade Nova, dando em seu trajeto raios que se introduziam pelas ruas transversais, e que se iam encontrar com aqueles que em sua passagem forneciam as linhas do norte e sul, de modo que para fins de março a cidade estava sob a influência epidêmica em todos os seus pontos.

Nesta última a progressão da epidemia foi muito mais lenta que não em qualquer outra, talvez por sua maior distância (*cœteris paribus*) do litoral, ou pela estreiteza das ruas que opunha maior obstáculo às correntes do elemento epidêmico; porquanto o bairro da Cidade Nova, no qual sem dúvida o desenvolvimento da moléstia foi com mais probabilidade devido à transmissão da influência epidêmica por esta linha, foi um daqueles em que ela se manifestou muito mais tarde, mesmo talvez muito depois de ter aparecido em alguns lugares do Engenho Velho, em Mataporcos, por exemplo, e em vários pontos de São Cristóvão.

Foi também na direção desta linha que a epidemia ceifou maior número de habitantes da cidade, sem dúvida por se achar nela compreendido maior número de estrangeiros, nos quais ela se desenvolveu com maior furor e gravidade.

Um fato bem notável observou-se na marcha e propagação da epidemia nesta última direção, fato, que foi igualmente notado nas outras, mas não de um modo tão patente, e é o seguinte: que nas ruas que cruzam a cidade no sentido transversal, como a Direita, da Quitanda, dos Ourives, etc., a moléstia desenvolveu-se mais tarde com bastante lentidão, e bem assim que em alguns quarteirões, que, seguindo a epidemia uma progressão regular, deveriam ser os primeiros atacados, ela invadiu muito depois, e quando outros que lhes ficavam subsequentes eram já assolados em grande escala. Esta circunstância fez crer a algumas pessoas que a moléstia marchava em sentido oposto àquele que lhe indicamos, isto é, do Campo de Santana para baixo, quando realmente não era isso que tinha lugar. Dava-se aqui o mesmo caso que aconteceu para com as ruas d'Ajuda e Guarda Velha: a moléstia, como que saltando por elas, foi acometer os habitantes daquelas que lhes ficavam em seguimento, para depois, como por um passo retrógrado, vir invadi-las com mais intensidade e gravidade. O mesmo aconteceu ainda com o bairro de Mataporcos: este foi invadido pela epidemia muito antes da rua do Conde da Cidade Nova que lhe fica anterior e em seguimento; e, segundo informavam as pessoas do lugar, a moléstia tinha aí se desenvolvido depois da ida para lá do major Marcolino (do Corpo de Permanentes) que falecera e tinha adoecido na rua dos Arcos.

Desenvolvendo-se em princípio com muita lentidão e com caráter benigno, excepto para os estrangeiros recém-chegados ou que tinham pouco tempo de residência no Brasil, bem como para os marinheiros, assim se conservou até quase os primeiros dias de fevereiro, mantendo-se sempre nos lugares mais próximos ao litoral, e aparecendo apenas aqui e ali em outros pontos; porém bem depressa mudaram-se as cenas: o susto e a consternação apoderaram-se de quase todos os habitantes da capital pela rapidez e caráter de gravidade com que acometeu por todos os lados, achando-se quase toda a cidade submetida à sua influência destruidora em meado de março, mês em que o número das vítimas crescia todos os dias, chegando no dia 15 a exceder de noventa, incluídos os falecidos nos hospitais estabelecidos por ordem do Governo nos diversos bairros da cidade para acudir aos enfermos pobres com a prontidão que exigia a gravidade do mal.

Desse dia em diante ela declinou felizmente, conservando-se entretanto em certo grau de intensidade até meado de abril, alternando seu acréscimo ou diminuição com a baixa ou a alta da temperatura atmosférica, em virtude das chuvas que principiavam a cair com alguma força. Desta última época em diante a declinação foi progressivamente a mais, e em fins de julho podia-se dar a epidemia por terminada para a cidade.

O mesmo não aconteceu porém nos subúrbios dela; seu maior incremento principiou do meio de março em diante, e sua declinação quase em fins de maio; e lugares aí houve, onde ela ceifou não poucos indivíduos, tornando-se sobretudo notáveis o bairro de Mataporcos e alguns pontos de São Cristóvão.

Ao mesmo tempo que isto se passava em terra, observava-se que, tendo ela começado no mar pelos marinheiros de bordo dos navios que chegaram dos portos do Norte, se foi estendendo com força e rapidez às tripulações de todos os navios mercantes ou de guerra, sobretudo estrangeiros, que estavam para dentro do ancoradouro da alfândega, fazendo inúmeras vítimas entre eles, no entanto que os navios fundeados no poço ou para fora do ancoradouro da alfândega pareciam estar isentos da influência epidêmica; porém a estes mesmos comunicou-se depois a moléstia, ainda que tarde, e viu-se suas tripulações ser acometidas em grande escala e quase sem exceção de pessoa.

Observou-se igualmente que a moléstia, quando no maior grau de intensidade aqui, desenvolveu-se também em Niterói, ou porque fosse para ali transportada por aquelas pessoas que viajavam desta para aquela cidade, ou porque os ventos que sopravam sobre a baía conduzissem para lá o elemento epidêmico.

Vê-se por conseguinte do que acabamos de expor que a epidemia, começando nos últimos dias de dezembro por acometer apenas alguns marinheiros chegados dos portos do Norte (Bahia) ou a bordo de seus respectivos navios, ou em terra nos lugares para onde desembarcaram, transmitiu-se a toda a população da cidade, ou seja porque elementos havia para o desenvolvimento ou propagação da moléstia, ou por se terem desprezado as medidas de higiene pública e polícia sanitária que as circunstâncias reclamavam; que enfim ela chegou a sua maior intensidade de fins de fevereiro a meado de março; que daí em diante começou a declinar em terra, a ponto de no último de maio fechar-se o hospício do Livramento, única das enfermarias provisórias que ainda existia, extinguindo-se para o fim de junho ou princípios de julho. No mar entretanto não aconteceu o mesmo; ela continuou com mais ou menos força, sobretudo entre os estrangeiros, até fins de agosto ou começo de setembro, ameaçando às vezes recrudescer com violência quando o calor aumentava, sobretudo depois das chuvas, como aconteceu por exemplo em princípios de julho, em que foi necessário de novo mandar abrir o hospício do Livramento, conservando-se aberto até 31 de agosto. Ainda foram tratadas durante este tempo 115 pessoas, das quais faleceram 39, segundo consta das estatísticas desses meses, declarando o sr. dr. Lallemand no dia 3 de setembro que não havia no hospício mais doentes de febre amarela.

Agora se quisermos achar a relação que houve entre a propagação e incremento da epidemia com as alterações da temperatura então observadas, veremos que em fatos que se podem considerar provados nenhum o é por certo melhor do que o incremento e a declinação da epidemia segundo a elevação e abaixamento da temperatura, como se poderá conhecer do quadro das observações termométricas aqui junto, e pertencente aos seis meses em que durou a moléstia.

Na verdade, se compararmos os fatos observados na marcha da epidemia com os dados fornecidos pela escala termométrica, veremos que marchando ela devagar no mês de janeiro, em que a temperatura conservou-se entre 72 graus do termômetro de Fahrenheit, e 18 ½ do de Réaumur — mínimo — e 86 °F ou 24 °R máximo, principiou a progredir com maior rapidez e a engravescer para fevereiro, em que a escala termométrica marcou sempre de 74 °F, ou 19 °R mínimo, até 91 °F, ou 26 ½ °R máximo, chegando a seu maior auge em meado de março, ocasião em que o termômetro marcou por muitos dias 90 °F, ou 25 ¾ °R.

Observou-se ainda que começou a decrescer em abril, mês em que se conservou sempre em certo grau de intensidade não pequeno, sem dúvida porque a temperatura regulou ainda entre 74 e 87, e entre 19 e 24; que diminuiu notavelmente em maio, em que o calor conservou-se entre 70 e 80 °F ou

19 e 21 °R, e finalmente que se foi extinguindo em terra (porque no mar, sobretudo entre os estrangeiros, ela se conservou até setembro, posto que com pouca força) do meado de junho em diante, em que o calor se conservou entre 11 e 16 °R, e 56 e 68 °F de manhã e de tarde, e entre 70 °F ou 17 °R para o meio-dia, sendo mui poucos os dias em que excedeu destes graus e estes só na entrada do mês.

Um fato houve também, que não deve ser esquecido nesta ocasião, e vem a ser; que a epidemia diminuía sempre que havia chuva e abaixamento de temperatura, para recrudescer logo que cessava a chuva ou crescia o grau de calor. Este fato não se harmoniza muito com o que nos diz o distinto médico português João Ferreira da Rosa na obra[2] que escrevera sobre a epidemia que reinou em Pernambuco nos anos de 1686 a 1692, e que matou no Recife para cima de 2 mil pessoas,[3] porquanto afirma ele em sua obra que a moléstia invadia com muito mais força no inverno que no verão, quando o contrário deveria suceder, se então, como hoje observamos, o excesso de calor fosse o principal motor de sua propagação e incremento; dependendo esta circunstância, no pensar do mesmo autor, da condensação dos vapores mefíticos no inverno.

Entretanto os sintomas por ele descritos no seu artigo — "Sinais da constituição" — são exatamente idênticos àqueles que se dão hoje como característicos da febre amarela, e constam pouco mais ou menos dos seguintes:

Calor pouco desenvolvido, pulso frequente e com langor, o que denotava gravidade; às vezes pulso quase natural em princípio, respiração como de oprimidos, ora com grandes dores de cabeça, ora sem estas, porém com muita afrontação no estômago; sede, ora maior que o calor, ora pouca; dor de cabeça logo em princípio; tremor de mãos e de língua, umas vezes notável inquietação, outras vezes grande quietação, a qual denotava delírio futuro; fastio grande, e tanto maior quanto mais sofria o estômago, causando náusea, vômito, soluço, ânsia e tristeza de coração.

Havia grande vigília por causa da dor de cabeça, passando os doentes noites inteiras sem dormir, e se dormiam era com inquietação; o sono mui turbulento e terrível com delírios tais que se levantavam e saíam nus pelas ruas; horripilações frequentes em quase todos, febre contínua, diarreia em princípio em alguns, em outros não. De todos os sinais, porém, os mais terríveis eram a icterícia e a supressão da urina; o primeiro era presságio trabalhoso e miserável, porém não de morte inevitável; o segundo, porém, era mortífero, ainda mesmo naqueles em que as urinas depois apareciam.

Além destes fenômenos, havia em todos dores pelo corpo, cadeiras e pernas, vômitos e evacuações negras em alguns.[4]

De todas as considerações até aqui feitas, sobressai a necessidade de discutirmos duas questões importantes que vêm a ser; primeiro, se a epidemia que entre nós grassou foi de febre amarela, ou se não foi mais que uma epidemia de febres intermitentes ou remitentes mais ou menos graves, como tantas outras vezes se tem observado no Rio de Janeiro, e como talvez alguns médicos ainda acreditem; segundo, se a febre nos foi importada, ou se se desenvolveu espontaneamente pelas circunstâncias em que nos achávamos. É delas que nos vamos ocupar nos dous capítulos seguintes.

----

1 Resultado da clínica do dr. Lobo na febre amarela, *Annaes* de julho de 1850, v. 5.º, p. 204.

2 *Constituição pestilencial de Pernambuco*, dúvida 1.ª, p. 5 e seguintes.

3 A ser exato como cremos, quanto nos diz o autor, a mortandade foi certamente excessiva, atendendo ao grau da população que deveria existir nesse tempo no lugar citado.

4 Lede a obra citada — dúvida 4, p. 25, artigo — "Sinais da constituição", e dúvida 5.ª, p. 31, "Prognóstico da constituição".

III.

SERIA A MOLÉSTIA A FEBRE AMARELA OU NÃO?

Em princípio, quando ainda poucos fatos se haviam observado, e a enfermidade só apresentava um ou outro dos caracteres que se encontram na febre amarela, sem dúvida que os práticos mais conscienciosos, e que não quisessem emitir uma opinião precipitada e pouco judiciosa, nada poderiam afirmar de positivo, sobretudo tendo em vista os caracteres diferentes e mais ou menos graves, de que se revestem algumas vezes entre nós as febres intermitentes e remitentes perniciosas, que grassam nas estações do estio e outono.

Certamente não há um só clínico no Rio de Janeiro, que não conheça a diversidade de sintomas que oferecem essas febres, e que lhe dão às vezes uma perfeita semelhança com alguns casos de febre amarela, assim como que não tenha notícia do que se observou nessa terrível epidemia, chamada de — febres de Macacu, que tão fatal foi aos habitantes do

Rio de Janeiro, sobretudo das vilas de Macacu, Pilar, Iguaçu, Itaguaí e Magé.

Ninguém há que não saiba que entre nós muitas vezes nas febres intermitentes ou remitentes graves, sobretudo naquelas que coincidem com grandes sofrimentos abdominais, as sangrias pelas picadas das sanguessugas são abundantíssimas e difíceis de estancar; que os vômitos são copiosos e mais ou menos escuros; que o estado ictérico é muito pronunciado em bastantes casos, dando lugar ao fenômeno vulgarmente denominado — icterícia preta, mormente nos doentes de certas localidades; que nessa epidemia de febres chamada de Macacu houve, segundo referem pessoas que estão ao fato das ocorrências de então, muitos doentes em que se manifestou o vômito mais ou menos escuro e mesmo preto, fenômeno que igualmente se observa, bem que raras vezes, em algumas intermitentes perniciosas que reinam no Rio de Janeiro.

O conhecimento de todas estas circunstâncias deveria necessariamente ter muito peso na enunciação de uma opinião qualquer acerca da natureza da moléstia epidêmica, que nos assaltava, muito embora víssemos que, diferentemente do que se observa em outras ocasiões, ela começasse por atacar de preferência os homens de mar; os estrangeiros não aclimados, o contrário do que em geral se tem observado nas epidemias de febres intermitentes ou remitentes perniciosas de outras épocas; não coincidir com as grandes congestões ou hiperemias do baço e fígado, que quase sempre acompanham as nossas intermitentes graves; principiar pela cidade, escolhendo os lugares mais próximos ao litoral, o contrário do que quase sempre se observa, visto que é mais comum principiarem de ordinário as nossas intermitentes pelo interior e pelos subúrbios da cidade, onde existem esses focos constantes de emanações pestilenciais devidos aos imensos charcos e pauis, que por aí há espalhados: pois não era bastante o concurso dessas circunstâncias, para que, banindo inteiramente a ideia de uma epidemia de febres perniciosas, fôssemos logo admitir como certa e indubitável a existência da febre amarela, independente de outras provas e de observações ulteriores mais circunstanciadas.

Mas, desde que pelo estudo das observações clínicas, e pela confrontação dos fatos, que se foram sucedendo entre nós, pudemos reconhecer a identidade que havia entre os caracteres fisiológicos, e as lesões anatômicas mais constantes e predominantes da moléstia que grassava no Rio de Janeiro, com o que nos dizem os autores a respeito da febre amarela ou tifo americano, decerto que nenhuma dúvida pôde restar, ainda aos mais escrupulosos, de que a capital estava a braços com uma epidemia de febre amarela, mormente atendendo às condições climatéricas em que nos achávamos, e às circunstâncias que precederam e as que coincidiam com o aparecimento da epidemia.

Então nós vimos que os sintomas mais comuns ao primeiro período da febre amarela descritos pelos autores, como sejam, as dores contusivas nos membros, a cefalalgia intensa, as dores lombares, a constipação de ventre, a febre ardente com exacerbações noturnas, os vômitos obstinados, a dor epigástrica, etc., se notavam no primeiro período em quase todos os nossos doentes, e em graus diferentes de intensidade e duração. Vimos igualmente que os fenômenos mais salientes e característicos do segundo e terceiro período da febre amarela, e que lhe dão seu tipo especial, tais como o vômito escuro ou preto, a algidez da pele, a coloração amarela da mesma, antes ou depois da morte, as hemorragias passivas pelas picadas das sanguessugas, pelas cicatrizes das sangrias, pela boca, pelas superfícies mucosas em geral, as manchas lívidas pelo corpo, etc., foram encontrados em quase todos os doentes que ofereceram os sintomas mais graves. Vimos, finalmente, que as lesões anatômicas descritas pelos práticos, que têm observado a febre amarela em outros lugares, como mais constantes, e por assim dizer, especiais aos indivíduos que sucumbem a esta moléstia, foram reconhecidas pelas investigações necroscópicas a que se procedeu entre nós.

Ajuntai a tudo isto a predileção da moléstia para atacar de preferência e com mais violência os estrangeiros não aclimados ou recém-chegados, os homens de mar, o seu aparecimento nas povoações mais próximas ao litoral, o seu incremento ou diminuição de intensidade, segundo a maior ou menor elevação de temperatura marcada pela escala termométrica, e tereis um quadro completo de todos os caracteres e circunstâncias que constituem uma epidemia de febre amarela.

Esta foi sem dúvida a opinião abraçada por todos os médicos da capital; e se um ou outro em mui pequeno número pôde sustentar o contrário, deve-se antes ver nesse proceder um desejo constante de andar sempre em oposição a tudo quanto admitem seus colegas, do que a expressão conscienciosa do que sustentam e defendem.

IV.

DA IMPORTAÇÃO OU NÃO IMPORTAÇÃO DA FEBRE AMARELA PARA O RIO DE JANEIRO

É esta a primeira vez que nos consta que a febre amarela tenha reinado epidemicamente nesta cidade, salvo se essa epidemia, que reinou no começo deste século, em 1801, e que denominaram — icterícia preta, da qual temos notícia por tradição de algumas pessoas antigas, foi também febre amarela. Cumpre, portanto, no interesse da ciência e do crédito climatérico do Rio de Janeiro, que esta questão seja elucidada do melhor modo possível.

Para nós é fora de dúvida que a epidemia, que grassou ultimamente no Rio de Janeiro, nos foi importada da Bahia, assim como cremos que ela para ali o foi; porém, havendo razões pró e contra a importação, para chegarmos a resultados mais concludentes iremos buscar o fio de nossos raciocínios no lugar que constituiu o berço de seu desenvolvimento no país, e passando em resenha os fatos principais, que se ligam à história de seu aparecimento e propagação nas diferentes províncias por ela assaltadas, e apreciando-os com o rigor e análise indispensáveis em tais circunstâncias, faremos de tudo quanto ocorreu aplicação ao que se passou entre nós, e chegaremos então à resolução da questão.

Principiaremos, pois, por expor o que a respeito do seu aparecimento e seu progresso nos diversos lugares, em que ela tocou, nos referem os jornais.

Em 13 de dezembro chegou-nos a primeira notícia pelo vapor *Pernambucana* do desenvolvimento na Bahia de uma febre epidêmica, que atacava sem distinção de classes a população daquela cidade. Em 14 do mesmo mês entrava no nosso porto a corveta portuguesa *D. João I.* procedente da Bahia, trazendo a seu bordo doentes da febre que ali reinava. Em 19, com a entrada do vapor *Imperatriz*, veio ao nosso conhecimento o parecer do conselho de salubridade pública da Bahia, já em outro lugar transcrito; porém de sua leitura se não podia coligir cousa alguma acerca da natureza e índole essencial da febre que lá reinava.[1] Em 6 de janeiro de 1850 os jornais anunciavam que a epidemia crescia depois de copiosas chuvas, e que grande número de estrangeiros, sobretudo marinheiros, tinham sido vítimas do flagelo que assolava a Bahia. No dia 9 tivemos conhecimento da primeira notícia oficial dada pelo ex.^mo sr. presidente daquela província ao Governo imperial com data do 1.º de janeiro, mostrando que mais de 2 mil pessoas tinham sido acometidas da febre, e mais de 160 estrangeiros vítimas dela, acreditando muitas pessoas ter sido a moléstia importada de Nova Orleans por um navio dali chegado com doentes a bordo. A 24 anunciavam os jornais o aparecimento da febre no Recife, sobretudo nos navios fundeados no porto, assim como sua declinação na cidade da Bahia.[2] No dia 25 confirmavam o aparecimento da febre em Pernambuco, e davam-nos notícia do parecer do conselho de salubridade daquela cidade, e bem assim do estabelecimento de um lazareto na ilha do Nogueira para nele se tratar a gente do mar acometida pela febre. Nesse parecer, que abaixo vai transcrito, o conselho fazendo ver que não podia por enquanto reconhecer, se havia identidade entre as febres ali reinantes e as da Bahia, porque lhe faltavam os dados necessários para estabelecer a comparação entre elas, mostrava ainda que as febres gastrobiliosas faziam sempre ali na estação em que se achavam estragos, porque tudo concorria então para dar-lhes desenvolvimento e força; porém que, a acreditar em algumas informações vindas da Bahia, não existia em sua província o elemento que se dizia ter sido a causa do aparecimento e intensidade da epidemia naquela, a saber; a importação de africanos em grande escala, vindos já acometidos de febres endêmicas na Costa d'África.[3]

No dia 3 de fevereiro os jornais deram-nos conhecimento de um ofício do ex.[mo] presidente da Bahia dirigido aos de outras províncias, participando-lhes que mais de 80 mil pessoas tinham sido atacadas da febre naquela província, que tinham sucumbido para cima de setecentas, entre nacionais e estrangeiros; e que os médicos daquela cidade estavam ainda dissidentes sobre sua natureza, querendo os estrangeiros que fosse a febre amarela e contagiosa da América, e a mor parte daqueles, que não.[4] Nos dias 8 e 9 do mesmo mês publicaram o parecer da comissão médica da Bahia, no qual afirmava esta que a febre, que reinava naquela cidade, era a amarela; e bem assim um ofício do ex.[mo] sr. ministro do Império dirigido à câmara temporária, noticiando o desenvolvimento da febre em Pernambuco e nesta Corte, e pedindo ao corpo legislativo autorização para ocorrer às despesas que demandavam as providências conducentes a socorrer a população, e livrá-la do flagelo que tão de perto a ameaçava.[5] No dia 10 faziam constar que a febre continuava a grassar em Pernambuco, mas sem o caráter de malignidade que apresentava na Bahia; porquanto, em dezoito dias contados de 7 a 25 de janeiro, segundo constava de um mapa mandado organizar pelo consulado inglês, tinham sido atacadas, de 1243 pessoas pertencentes à equipagem de 119 navios, só 137, das quais morreram 34, convalesceram 58, e ficavam em tratamento 45.[6] No dia 26 anunciavam a invasão da febre na província da Paraíba, onde, segundo dizia o periódico — *Ordem* — não tinha ainda o caráter de malignidade com que se distinguia em outras províncias, pelo menos em terra: faziam-nos igualmente conhecer que em Pernambuco continuava a ceifar muita gente no mar, porém pouca em terra, assim como que na Bahia ia em declinação, sendo raros os doentes existentes nos hospitais nacionais e estrangeiros.[7]

Em 7 de março davam a triste notícia do seu aparecimento no Pará e sua continuação na Paraíba, só no mar por enquanto.[8] No dia 9 transcreviam um ofício do presidente das Alagoas ao da Bahia, datado de 27 de fevereiro, comunicando-lhe o aparecimento da febre naquela província, do que aqui já se tinha ciência por algumas cartas particulares.[9] No dia 10 publicavam um artigo do *Diario de Pernambuco*, anunciando a invasão da febre nos termos do Cabo, Paudalho, Nazaré, Vitória, e Goiana, porém com caráter benigno.[10] No dia 28 declaravam que se havia desvanecido no Pará o receio de ser acometida a capital da febre, que assolava quase todo o litoral, assim como que em Pernambuco continuava a fazer estragos, mas parecia ir em declinação; que na Paraíba já tinha acometido os habitantes de terra, porém sem maior gravidade por ora; finalmente que na Bahia tinha perdido muito de sua intensidade, continuando entretanto a fazer estragos no mar, e atacar as pessoas recém-chegadas.[11]

No dia 16 de abril soube-se que a febre continuava a grassar na Paraíba, ceifando entretanto poucas vítimas, e que na Bahia em razão de se achar quase extinta a epidemia abrira-se o teatro no dia 7 de abril, que se conservava fechado desde o mês de dezembro antecedente.[12] Em 4 de maio recebemos a notícia de que a febre tinha-se manifestado com muita intensidade no Pará, fazendo numerosas vítimas, e sendo as notícias recebidas desta província datadas de 30 de março.[13] Em 18 de maio noticiavam o desenvolvimento da febre em Santos, transcrevendo um ofício do provedor de saúde daquela cidade, pelo qual se mostrava ter havido, de 18 a 28 de abril, 22 casos de febre amarela, e 107 benignos, tendo morrido oito pessoas das primeiras. Em 30 do mesmo mês fomos cientes do desaparecimento da febre na capital de Pernambuco, e seu assalto com extrema violência nas vilas e povoações do interior da província.[14]

Em 11 de junho fomos informados de que em Santos tinham morrido da febre amarela, de 9 de março a 31 de maio, 35 homens e cinco mulheres, ao todo quarenta, dos quais 31 estrangeiros e nove brasileiros; mas que felizmente ia em declinação; que pelo contrário em Iguape tinha feito muitos estragos em relação à população, sobretudo nas classes pobres; e que em Ubatuba tinham falecido no mês de maio mais de quarenta pessoas. Em 16 soube-se, pela chegada do vapor *Imperatriz*, que as febres continuavam com violência no Pará, tendo levado à sepultura, de 26 de abril a 9 de maio, 63 pessoas e entre estas muitas respeitáveis. Soube-se também que na Paraíba tinham quase desaparecido da capital, mas que grassavam com força em Mamanguape, e outros lugarejos da província, apesar das chuvas e do rigoroso inverno que havia.[15]

No dia 18 de julho soubemos, com a entrada do vapor *Bahiana* procedente dos portos do Norte, que na Bahia a febre tinha de todo desaparecido em terra, mas que no mar ainda alguns casos apareciam; que em Pernambuco tinha também cessado tanto em terra como no mar; que no Pará tinha quase de todo desaparecido na capital, mas que se tinha desenvolvido com mau caráter na vila da Vigia.[16] Em 5 de agosto recebemos a triste notícia de que a febre amarela, que parecia haver cessado no Pará, tinha infelizmente reaparecido com tanta violência, sobretudo em Vigia, que inspirava sérios receios aos seus habitantes; que no Maranhão reinavam febres a ponto de quase não haver casa que não tivesse doentes, mas que eram elas benignas, e não ofereciam caráter algum da febre amarela. No dia 14 de agosto fomos informados de que no Pará a febre amarela continuava a grassar com violência tanto na capital, como na Vigia, e isto pelo vapor *Pernambucana* que vinha com 28 dias de viagem.[17] A 15 de setembro tivemos notícia, pela *Revista Commercial de Santos*, que em Iguape a febre amarela estava quase extinta.[18]

É isto em resumo o que nos contavam os extratos do *Jornal do Commercio* com relação ao aparecimento e progressão da epidemia nas diferentes províncias, que foram por ela visitadas. Passemos agora à exposição do que nos dizem os relatórios dos presidentes das respectivas províncias que nos chegaram às mãos, começando sempre pelo da Bahia, que constituiu o ponto central ou foco de onde a epidemia irradiou-se para as outras. Sentimos bastante não poder apresentar os esclarecimentos que a semelhante respeito poderiam oferecer todos eles, assim como que sobre este ponto não sejam mais explícitos e minuciosos alguns daqueles cujos extratos vamos referir para mais bem esclarecida e fora de toda a dúvida ficar a questão vertente. Entretanto servir-nos-emos dos dados que eles nos oferecem para a solução da questão, fazendo-o como couber em nossas forças.

Referindo-se em seu relatório à epidemia que grassou na Bahia, diz o presidente o seguinte:

> Sou inclinado hoje a acreditar, depois de haver atentamente observado quanto tem ocorrido nesta matéria que o flagelo, que tanto nos tem feito sofrer, foi um presente do estrangeiro: e se aponta com probabilidade que viera de Nova Orleans pelo brigue americano *Brasil*, chegado a este porto no dia 30 de setembro do ano passado, a cujo bordo, segundo sou informado, e durante a viagem faleceram indivíduos tocados da febre amarela, que grassava naquele porto americano, circunstância que não foi manifestada à visita de saúde, mas que não escapou a um anúncio inserto no *Correio Mercantil* de 2 de outubro subsequente. Esta opinião ganhou maior força com a morte do cônsul americano Thomas Turner, vítima de tais febres, e com a do negociante inglês G. S. Sanville, cuja

casa frequentava, e na qual mesmo dormia o capitão daquele brigue, que fundeando junto a um navio sueco, recentemente chegado de Lisboa, parece haver-lhe comunicado o mal que em si continha, ceifando-lhe quase toda a tripulação, e comunicando a terrível enfermidade a todo o ancoradouro, e deste às freguesias contíguas, às do centro, aos subúrbios, ao litoral, e finalmente a muitas povoações dez e doze léguas distantes deste.[19]

Apesar de ser estranho à ciência que deve classificar a atual febre reinante, contudo entendo que, se ela tivesse sido filha do estado da atmosfera, ocasionado pela irregularidade do clima, não teria partido de um ponto, o ancoradouro, e feito sua marcha progressiva, ganhando palmo a palmo o terreno que conquistava, e até passando da província pela comunicação marítima aos portos do Rio de Janeiro, de Maceió e de Pernambuco. No primeiro tem feito por ora somente os seus estragos nas tripulações dos navios; no segundo, pelas informações hoje obtidas, oitenta pessoas, em mês e meio, têm sucumbido somente na capital; e no terceiro, principiando seus estragos por mar, hoje afeta a maior parte da população, sem que em tais províncias se desse a irregularidade de estação que ao princípio foi nesta indicada como a origem do mal.

O presidente do Pará, referindo-se a este ponto, diz o seguinte:

A terrível epidemia, que geralmente se presume ser a febre amarela, e que primeiramente se desenvolveu entre os infelizes habitantes da província da Bahia, e que depois, por contágio, passou para outras províncias do Império, também aqui apareceu, fez, e continua a fazer mortíferos estragos. Foi-nos este fatal presente importado pela barca dinamarquesa *Pollux*, vinda do porto de Pernambuco, e aqui chegada no dia 24 de janeiro do corrente ano. Não valeram as medidas preventivas e de polícia do porto e quarentena que se haviam estabelecido.

Quando a dita barca chegou, ainda não sabíamos que o contágio já lavrava em Pernambuco, e o respectivo mestre não só teve a sagacidade de o ocultar, mas até a de espalhar a notícia de que o mal estava quase extinto na Bahia. Por esse mesmo tempo também chegou de Pernambuco a charrua nacional *Pernambucana*, mandada pelo Governo para transportar madeiras de construção naval. Nada se suspeitando, e estando limpas as cartas de saúde, foram estes dous navios admitidos à livre prática. Só alguns dias depois, com a chegada do vapor e pelas folhas periódicas, soubemos do estado de Pernambuco: e logo no último de janeiro e 1.º de fevereiro se revelaram os dous primeiros casos funestos de febre amarela e vômitos negros, a que sucumbiram no hospital da Misericórdia dous marinheiros da barca *Pollux*, adoecendo ao mesmo tempo, e quase subitamente, grande parte da tripulação da charrua *Pernambucana*.

Em 24 horas fez-se seguir viagem a barca, e a charrua foi imediatamente mandada para o ancoradouro do lazareto de Tatuoca; mas então já era tarde, e a peste estava conosco.

Depois de outras considerações, continua o mesmo presidente:

no correr do mês de fevereiro a epidemia não apresentou caráter assustador; e posto que entre a população houvesse grande número de enfermos dela atacados, foram então pouco frequentes os casos que terminavam pela morte. Passados os primeiros dias do mês de março, os casos fatais principiaram a tornar-se sensíveis até que chegada a época do equinócio do outono, de 20 de março em diante, a intensidade do flagelo recrudesceu em ponto excessivo; e, à vista da mortandade diária, esta capital apresentou um quadro aflitivo de consternação e de dor; e o terror e o susto foram gerais. As transações mercantis pararam; algumas repartições públicas deixaram de funcionar; os navios à carga ficaram sem poder seguir viagem, uns pela perda da maior parte das tripulações, e outros por falta de gêneros, porque os habitantes do interior deixaram de vir à cidade. Nesses dias lutuosos de amargura e atribulações paralisou completamente a marcha dos negócios públicos e particulares: os cuidados de todos se empregaram exclusivamente em sepultar os mortos e acudir aos enfermos e agonizantes; esse estado de cruel ansiedade durou o resto do mês de março e todo o mês de abril.

Em maio principiou a epidemia a declinar sucessivamente, em junho já era pouco sensível, e finalmente no mês de julho próximo e atualmente está ela limitada aos indivíduos recém--chegados, ou de fora da província, ou dos lugares do interior; e, excepto para estes, pode para os residentes na capital considerar-se a epidemia extinta. Não é possível precisamente fixar o número dos enfermos que foram assaltados do flagelo; mas geralmente computa-se por estimativa em 12 mil, que são os três quartos da população da capital.

S. ex. termina esta parte do seu relatório com um mapa do qual se deduz terem morrido da febre reinante, no tempo decorrido do 1.º de janeiro ao último de julho, 506 pessoas, o que, avaliando em 12 mil o número dos atacados, dá 4 $\frac{1}{5}$% para a mortalidade.[20]

Vejamos agora o que nos diz o ex.mo sr. presidente das Alagoas em relação a este ponto.

Pelo meado do mês de janeiro, não obstante as cautelas tomadas com as embarcações que chegaram, e que mandei pôr em quarentena, começaram algumas pessoas a ser acometidas de febres, que parecendo antes ser uma doença costumeira da quadra não apresentavam os sintomas perniciosos com que se mostraram na Bahia: ao depois tornando-se malignas e fazendo alguns estragos, consultei os médicos da capital e tratei de tomar todas as possíveis medidas de polícia médica, ordenando à Câmara Municipal, que nomeasse dous médicos de partido para acudirem à pobreza, e fazerem imediatamente executar o seu regulamento no tocante à saúde pública.

Depois de outras considerações, continua ele:

Sendo a vila de São Miguel uma das povoações em que a febre ia causando horríveis estragos, mandei para lá um dos membros da comissão[21] o dr. Jacintho Paes Pinto da Silva levando uma pequena botica para curar a pobreza, e expedi circulares a todas as câmaras municipais e delegados de polícia, para me participarem o estado sanitário de seus distritos, bem como aos vigários, para me remeterem todas as semanas as certidões de óbitos, a fim de que os membros da comissão de saúde pudessem conhecer as necessidades dos lugares para onde com mais presteza deviam voltar a sua atenção. Mandei também preparar no hospital militar uma sala que servisse de lazareto, para serem curadas as pessoas do mar: permiti aos membros da comissão o ingresso livre no mesmo estabelecimento a fim de receitarem a todos os doentes, que a cada hora se iam aí acumulando; e porque um dos focos mais terríveis das emanações mefíticas eram as igrejas, onde todos os dias se iam enterrando muitos cadáveres, ordenei à Câmara Municipal que, de acordo com a comissão médica e a autoridade eclesiástica, designasse um lugar fora da cidade para cemitério público. Reclamo as vossas atenções para objeto tão sério; e espero tomeis em consideração as reflexões e trabalhos encetados a tal respeito, e que farei chegar ao vosso conhecimento.

Pelas comunicações vindas dos diversos municípios, e segundo os mapas fornecidos pela comissão de saúde pública, vê-se que a febre tornou-se mais cruel na capital e em São Miguel, em cujos lugares, dentre as pessoas atacadas, cerca de novecentos doentes pobres de ambos os sexos foram tratados por conta do Governo, perecendo cinquenta, como se depreende dos mapas que acompanharam os últimos relatórios que me enviaram os membros da dita comissão, dos quais um ainda se acha ocupado no curativo dos indigentes da capital, como já disse, e outro continua a estar em São Miguel, onde a febre é ainda mortífera. Da estatística dos vigários das duas freguesias consta terem falecido de janeiro até o fim de abril perto de 280 pessoas.

Na cidade das Alagoas, na do Penedo e no Passo de Camaragibe grassou também a epidemia; mas não me consta houvesse ali grande número de casos fatais. Nos outros lugares da província, se ela apresentou-se, foi tão benigna ou atacou tão pouca gente que passou quase desapercebida.

Ao relatar-vos porém, senhores, as amarguras por que me fez passar a epidemia, tenho a consolação de vos anunciar que ela há totalmente desaparecido da capital e vai em diminuição na vila de São Miguel. A província muito ficou devendo à nobre porfia com que os médicos encarregados de cuidar da saúde pública, incessantemente se desvelaram dia e noite em aliviar os males da humanidade enferma e consternada.[22] De minha parte rendo-lhes o mais cordial agradecimento.[23]

O ex.[mo] presidente da província de Pernambuco sobre este ponto, diz o seguinte.

A febre amarela que, conquanto seja enfermidade própria do Novo Mundo, tem contudo raras vezes invadido nossas latitudes meridionais, apareceu nos últimos meses do ano passado na província da Bahia, e aí fez grandes estragos, sendo particularmente fatal aos estrangeiros recém-chegados. Em princípio do corrente ano foi constante que este flagelo havia também invadido esta província. A enfermidade manifestou-se primeiramente nos navios ancorados no porto, e logo depois no bairro da Boa Vista; e atribuiu-se este fato à existência de uma casa de saúde neste bairro, onde foram tratados alguns ingleses afetados do mal.

A provedoria de saúde tem sido arguida de haver negligenciado a quarentena dos navios procedentes da Bahia, e assim haver facilitado a invasão da febre. Sem averiguar os fundamentos da arguição, tenho que difícil se não impossível era vedar a invasão por via das quarentenas.

É fato que, sem embargo de todas as providências e quarentenas, a febre invadiu a Corte e a província do Rio de Janeiro, quase ao mesmo tempo que invadiu esta e a Paraíba do Norte, e já antes havia aparecido na província das Alagoas.[24]

Informado da invasão nesta capital, instituí a 14 de janeiro um lazareto na ilha do Nogueira, ordenando que ali fossem tratadas todas as pessoas pertencentes às guarnições dos navios nacionais e estrangeiros que fossem afetadas da febre amarela, e incumbindo a direção do hospital e tratamento dos enfermos nele recolhidos ao presidente e mais membros do conselho de salubridade. Igualmente ordenei que na mesma ilha fossem sepultados os cadáveres dos que falecessem da mencionada febre. Permiti que os estrangeiros enviados para a referida ilha pudessem ser tratados por médicos de sua nação, e os ingleses principalmente usaram da permissão.

Estas medidas não produziram todos os bons efeitos que delas se deviam esperar. Em vez de serem remetidos os doentes logo que eram afetados da febre, os capitães dos navios os retinham a bordo, em despeito das ordens expedidas a respeito e do convite feito aos cônsules. Os doentes ou faleciam a bordo, ou iam para o lazareto já moribundos.

A medida para o enterramento dos cadáveres na ilha do Nogueira tem sido iludida em parte pela facilidade com que muitos médicos dão às famílias de pessoas falecidas de febre amarela atestados de terem estas falecido de outras enfermidades.

Em 15 de fevereiro, havendo a febre invadido todos os bairros da cidade, nomeei um facultativo para cada uma das freguesias dela, incumbindo-os de visitarem gratuitamente os doentes pobres, e designei as boticas que deviam também fornecer gratuitamente os medicamentos necessários ao tratamento desses enfermos.

Todas as despesas ocasionadas por estas medidas têm de ser pagas pelos cofres gerais, a título de socorros públicos.

Infelizmente este flagelo não tem ainda cessado; mas parece haver declinado algum tanto, talvez porque a maior parte da população já foi atacada; e bem que as recaídas sejam frequentes, espera-se que o flagelo desapareça ou se modifique com a época próxima em que reinam os ventos do sul.

A febre amarela tem aqui, como na Bahia, e outros lugares do Império sido mais fatal aos estrangeiros recém-chegados e não aclimados. Para os nacionais e estrangeiros aclimados, que não sofrem enfermidades crônicas, e se não deixam afetar de terrores, ela tem sido em geral mais benigna, e todavia tem causado perdas mui dolorosas, que muito devem afetar a uma província, que acaba de sofrer outro horrível flagelo, a guerra civil.[25]

Terminemos esta exposição transcrevendo o que em seu relatório diz o vice-presidente da província do Rio de Janeiro, entregando a administração da mesma ao presidente:

A epidemia que grassou pelas cidades e povoações do litoral do Império, e que foi capitulada febre amarela pelas pessoas profissionais, ceifou também grande número de vidas nesta capital e em alguns outros pontos da província, como Magé, Porto das Caixas, Itaboraí, Mangaratiba, Barra de São João, Itaguaí, Macaé, e São João da Barra.[26] Logo que ela começou a desenvolver-se na Corte, tomei todas as medidas preventivas para que não tivéssemos de deplorar grandes estragos, já ativando a polícia desta cidade, no que fui mui coadjuvado pelo então chefe de polícia interino do dr. José Ricardo de Sá Rego, e por todas as autoridades, já fazendo mudar a enfermaria do corpo policial para local mais conveniente, e mandando desinfectar e ter em constante limpeza a da cadeia da Armação. Porém, apesar de todos estes esforços, a febre começou a aparecer no mês de fevereiro. Cumpria socorrer os desvalidos, e não deixar que sucumbissem ao desamparo: para este fim ordenei que pela polícia se proporcionassem os medicamentos e dietas àqueles enfermos, que por indigência os não pudessem haver: e, como se agravassem os casos da epidemia, estabeleci no dia 14 de março um lazareto na chácara do capitão-mor Gabriel Alves Carneiro, que a cedeu gratuitamente. Este lazareto conservou-se aberto até o dia 6 de maio, em que o mandei fechar por me haver então comunicado o chefe de polícia que era desnecessário.

Para os outros pontos afetados expedi autorização às respectivas câmaras municipais e autoridades policiais, a fim de que prestassem socorros pecuniários e medicamentos aos desvalidos, e contratei médicos para aqueles lugares que estavam desprovidos de professores.

Entraram no lazareto de Niterói desde os primeiros dias de março até 6 de maio, em que se fechou, 68 enfermos, dos quais seis já estavam moribundos, dez morreram dentro das primeiras 24 horas, cinco ao terceiro dia, um ao sexto, e um quando já estava convalescendo — ao todo 23.

Destes enfermos eram 58 estrangeiros, e dez nacionais, morreram dois destes e 21 daqueles.

Foram socorridos em suas casas pelos dr.ˢ Antonio Pereira de Barros e José Francisco Frougeth, que a isso se prestaram gratuitamente, 280 indivíduos pobres, aos quais mandei fornecer dietas e medicamentos. Eram 210 nacionais, e 68 estrangeiros, destes morreram somente dois.

Em Mangaratiba, desde abril até o fim de julho adoeceram da epidemia 188 indivíduos, dos quais faleceram dezoito.

Em Suruí, no trimestre de junho a agosto, enfermaram 152 pessoas; porém, segundo a informação do professor que as tratou, a febre que aí apareceu foi a intermitente, e não fez estragos notáveis.

Dos outros lugares ainda não recebi as informações que exigi.[27]

Pelo que respeita ao ocorrido entre nós, tendo sido já minuciosamente exposto no primeiro capítulo, omitiremos aqui de com isso nos ocuparmos, porque nenhumas outras considerações temos a acrescentar.

Eis em resumo os dados que temos para guiarmo-nos na solução da importante questão que ora nos ocupa! Baldos dos escritos dos homens profissionais dos lugares em que a epidemia grassou, nos quais talvez, mais bem esclarecidas com relação a este ponto, achássemos as circunstâncias que presidiram ao seu aparecimento nesses mesmos lugares e a seu modo de propagação; e desconhecendo, além disto, o pensar dos práticos dessas localidades a tal respeito, porque nos poucos documentos, aqui transcritos, oferecidos pelos homens da ciência, se não toca na questão vertente, procuraremos entretanto, seguindo a marcha e progresso da epidemia, assim como o modo de seu aparecimento nas diversas províncias em que grassou, e regulando-nos pelo que se nos diz nos documentos a que nos referimos, e pelos fatos que entre nós tiveram lugar, chegar à solução da questão do modo que nos for possível.

Se, guiando-nos por todas as considerações precedentemente expostas, procurarmos achar o primeiro ponto em que se desenvolveu a epidemia, decerto o encontraremos, sem contestação, na província da Bahia, para a qual todas as circunstâncias inerentes ao seu aparecimento contribuem a fazer acreditar que foi importada pelo brigue americano *Brasil*, vindo de Nova Orleans, e chegado àquela cidade em 30 de setembro de 1849, segundo os esclarecimentos minuciosos fornecidos pelo ex.[mo] presidente da mesma província, e que deixaremos de reproduzir, o qual brigue, segundo certas opiniões, tocara em sua viagem para a Bahia no porto de Havana; muito embora bastantes pessoas na Bahia acreditassem, como se deduz do parecer do conselho de salubridade de Pernambuco que ela foi levada pela introdução, em grande escala, de africanos eivados de febres endêmicas na Costa d'África, crença que em nosso pensar não deixa de ser muito razoável.

Depois do seu aparecimento naquela província, foi a capital a primeira parte onde seus estragos começaram a manifestar-se, observando-se os primeiros fatos em fins de dezembro do ano próximo passado, e sobrevindo em marinheiros da barca americana *Navarre*, que tinha chegado da Bahia nesse mesmo mês, e em indivíduos que com eles comunicaram, como em outro lugar foi dito.

Esta circunstância é tanto mais importante de notar, quanto até aí nenhum caso da moléstia tinha aparecido, ou qualquer outro revestido de fenômenos que a fizessem suspeitar.

Além disto, naquela época em que são tão comuns as intermitentes benignas e perniciosas entre nós, mui poucos casos se notavam, talvez pela constância da estação, embora em excesso calmosa, como todos presenciaram; no entanto que, nos meses anteriores de agosto até outubro, muito maior número de moléstias graves se tinha notado, sobretudo febres gástricas e intermitentes com ou sem caráter tifoide.

Não serão todas estas circunstâncias bastante ponderosas para apoiar a ideia da importação, ou pelo menos para fazer crer que, se elementos havia entre nós para o desenvolvimento da epidemia, esta foi ateada e posta em ação pela chegada dos navios vindos da Bahia? Por sem dúvida que assim o pensamos; e tanto mais quanto vemos que idênticas circunstâncias influíram em outros lugares. Depois da Corte, foi a província das Alagoas aquela em que a epidemia se patenteou; e a avaliarmos pelos esclarecimentos que temos em vista, ela o fez com bastante violência, sacrificando inúmeras vítimas, como se depreende dos relatórios do presidente da mesma província, dos da Bahia e Pernambuco, sem que contudo possamos dizer o modo como ela aí se desenvolveu, sabendo unicamente que, como por toda a parte, principiou por acometer os homens do mar, propagando-se depois aos habitantes da cidade.

Segundo a opinião do sr. dr. Avelino Pinho, expendida em um parecer sobre a epidemia ali reinante impresso no

Maceyoense número 6, a epidemia foi importada pelos navios procedentes da Bahia, como se colige da seguinte passagem:

> Quem refletir — que o desenvolvimento da epidemia nesta província é posterior ao seu aparecimento na Bahia; que só ela manifestou-se depois da chegada de navios procedentes daquele porto; que nos primeiros lugares onde estes navios aportaram a epidemia se declarou, e finalmente que os ventos do norte (eram então os que reinavam) não podiam trazer para o Norte os miasmas, que alteravam a constituição, por assim dizer, fisiológica da atmosfera da Bahia, não poderá deixar de admitir que a atual epidemia desta província foi importada daquela cidade.[28]

Após esta foram assaltadas quase ao mesmo tempo as províncias da Paraíba do Norte e Pernambuco, onde a epidemia não foi tão maligna, como nos outros lugares antecedentemente referidos, acometendo com mais violência a gente do mar e os estrangeiros não aclimados, e com benignidade os nacionais; sendo levada para a última destas duas províncias, a darmos crédito ao que diz o *Diario de Pernambuco* de 25 de fevereiro de 1850, pelo brigue francês *Alcyon* procedente da Bahia.

Mas, se faltam provas para com certeza se poder avançar, se ela foi levada para as duas províncias por navios chegados dos portos infectados, não se poderá todavia contestar, à vista dos documentos relativos à província de Pernambuco, que ela principiou pelas tripulações dos navios ancorados no porto do Recife, assim como que o primeiro ponto da cidade onde apareceu foi no bairro da Boa Vista, no qual existia uma casa de saúde, para onde se iam tratar alguns ingleses acometidos da moléstia, donde ela depois estendeu-se a todos os pontos da capital, assim como a outros lugares. Também se não poderá duvidar, quanto à Paraíba do Norte, que a febre começou pela equipagem dos navios fundeados no ancoradouro, e que dali passara para a cidade.

Se é isto exato e conforme com a narração dos fatos ali ocorridos, não será admissível acreditar que ela foi levada por alguns dos navios procedentes dos portos infectados do mal, sobretudo tendo-se desenvolvido depois do aparecimento em outros lugares, e da chegada de alguns navios que deles vinham? Sem dúvida que assim pensamos.

Esta opinião é para nós tanto mais provável, quanto vemos que o Pará onde não reinava epidemia alguma, nem um concurso de moléstias que a fizesse presumir, foi quase ao mesmo tempo assaltado pela epidemia, introduzida incontestavelmente pela barca dinamarquesa *Pollux*, e pela charrua *Pernambucana*, fazendo maior estrago talvez que em nenhuma outra província, como se pode ver das notícias dos jornais dessa época, e do importante relatório do presidente da província, em que os fatos relativos ao seu aparecimento são tão bem especificados e combinam tão perfeitamente com a notícia que a respeito nos deu o sr. dr. De-Simoni no extrato do relatório do parecer da comissão médica de Gênova, impresso no sexto tomo dos *Annaes Brasilienses de Medicina*, que nenhuma dúvida podem deixar, de que a epidemia foi levada ao Pará pelas tripulações dos navios a que nos referimos, sobretudo o *Pollux*. Depois destas províncias, seguindo a ordem das notícias colhidas dos jornais e dos relatórios dos respectivos presidentes, a do Rio de Janeiro foi a que sofreu a invasão da epidemia, e por último a de São Paulo, limitando-se nesta à cidade de Santos e às vilas de Iguape e Ubatuba, nas quais fez estragos não pequenos em proporção à sua população, reduzindo-se portanto as províncias, em que se manifestou a epidemia, às da Bahia, Alagoas, Pernambuco, Paraíba do Norte, Pará, Rio de Janeiro, São Paulo e a Corte.

Quem levaria a moléstia às duas últimas províncias a que nos referimos, sobretudo a de São Paulo, onde se não davam então condições algumas, que fizessem suspeitar seu desenvolvimento? Não seriam ainda os navios que do porto da capital saíam constantemente para essas localidades, onde ela se foi manifestando, à medida que aqui tomava incremento? Sem dúvida que a essa causa atribuímos o seu aparecimento nesses lugares.

Além disto se, baseados nos documentos que temos à vista, procurarmos reconhecer a marcha que seguiu a epidemia em sua propagação e incremento, veremos que, abstraindo da província da Bahia, onde ela reinou primeiro, começou em toda a parte pelos homens do mar, e marchando em princípio com muito vagar dos ancoradouros para os pontos das cidades que lhes ficavam mais próximos invadiu-as depois com incrível intensidade, estendendo-se em algumas províncias a grandes distâncias; veremos igualmente que seu maior incremento foi em todas, com pequena diferença, do meado de fevereiro por diante, como se colige das notícias aqui transcritas; que finalmente sua declinação começou nos fins de março, parecendo que condições idênticas presidiam a seu desenvolvimento por toda a parte. Não será pois mais natural encarar essa identidade, antes como consequência da unidade de condição do elemento epidêmico, do que como efeito de circunstâncias locais e gerais, vistas as diferenças que nelas deviam necessariamente existir, atentas as condições climatéricas e topográficas de cada localidade? Cremos que sim.

Ora, se semelhante conclusão não pode ser excluída por inadmissível, é mais uma prova, além das que se deduzem da apreciação e análise dos fatos referidos, para admitir que a epidemia foi com toda a probabilidade levada às outras províncias pelos diferentes navios que saíam da Bahia para elas, figurando eles outros tantos focos de infecção, posto que fracos, suficientes para atear e pôr em ação os elementos nelas existentes, e promover uma epidemia, dando-lhe o caráter e tipo especial que apresentou. Estas razões adquirem ainda maior força, quando atendemos ao que se passou com as demais províncias contíguas às que foram atacadas, nas quais ou a epidemia se não manifestou por falta de comunicações com navios vindos de portos infectados, ou pelo rigor das medidas sanitárias que se tomaram, como por exemplo, sucedeu ao Maranhão, no qual, apesar de reinar uma epidemia catarral bastante forte na ocasião em que a epidemia, que grassava nas outras províncias suas vizinhas, fazia imensas vítimas, um só caso da febre, que assolava quase todo o litoral, não foi observado, sem dúvida devido tudo às medidas quarentenárias aí postas em prática.

As mesmas razões oferecidas para corroborar a ideia da importação da epidemia para as províncias caberiam para apoiá-la no Rio de Janeiro; mas os fatos que entre nós se passaram foram tão evidentes e positivos, para admitir a sua importação, que julgamos que ninguém que olhe com alguma atenção para todas as circunstâncias, que presidiram ao seu desenvolvimento, deixará de considerar como um fato mais ou menos bem provado a importação da moléstia para o Rio de Janeiro pelos navios procedentes da Bahia. Tal é o nosso pensar, tal a nossa convicção!

Não duvidamos que havia causas mais que suficientes para o desenvolvimento da epidemia que assolou a capital, independente de qualquer importação; porém, como só se deu o seu aparecimento depois da chegada dos navios da Bahia; como, em condições climatéricas idênticas ou talvez piores, temos visto reinar as febres intermitentes perniciosas e tifoides em maior ou menor escala, e nunca a febre amarela; como finalmente nos não consta que a febre amarela epidêmica visitasse nunca o Rio de Janeiro, é muito natural que por enquanto ponhamos em dúvida seu desenvolvimento espontâneo, antes que sua vinda por importação; sobretudo conhecendo nós pela experiência de todas as epidemias, que têm reinado entre nós, a pouca aptidão que oferece o nosso clima à propagação e incremento dos elementos epidêmicos.[29]

Admitida a ideia de importação, forçoso nos é entrar na discussão de uma interessante questão, que vem a ser, a do contágio ou transmissibilidade da febre amarela: ela vai nos ocupar no capítulo que se segue.

---

1 Vede *Jornal do Commercio* de 14, 15 e 20 de dezembro de 1849.

2 Idem, idem de 6, 9 e 24 de janeiro de 1850.

3 Parecer do conselho de salubridade de Pernambuco.

"Tendo-se espalhado pela população notícias assustadoras acerca da febre que se tem desenvolvido ultimamente, e que alguns pretendem que apresenta um cortejo de sintomas semelhante ao da epidemia que reina na Bahia, o conselho geral de salubridade pública julga dever declarar que lhe parece imprudente que notícias tais se propaguem, sem que haja inteiro conhecimento dos casos observados; tanto mais que daquela província ainda não veio uma descrição médica minuciosa da dita febre.

"Desde alguns dias, é verdade, têm aparecido diversos casos de febre da natureza daquela que foi observada em fins de 1848 e princípios de 1849, e sobretudo em fins de 1847 e princípios de 1848; alguns desses casos se têm revestido de sintomas mais graves, predominando a cefalalgia, delírio e sensibilidade notável na região epigástrica; mas até hoje muitos dos indivíduos acometidos se vão restabelecendo.

"O conselho não duvida que o caráter pernicioso do mal, devido por certo a circunstâncias particulares, como a falta de recursos, o uso de comidas indigestas e de má qualidade, pouco cuidado no tratamento desde seu desenvolvimento, etc., concorra para que os esforços médicos se tornem ineficazes, mas não lhe parece isto razão, para que se deduza imprudentemente que esses casos são da febre epidêmica da Bahia, e ainda menos, quando mesmo houvesse fundamento, para que se derrame pela população o alarma, sabendo-se que sempre nas epidemias o susto dá intensidade ao mal.

"O conselho, recorrendo ao passado, nele encontra a história das febres que têm reinado epidemicamente nesta província, sendo bem notável a de 1684, e com tanta intensidade que muitas foram as vítimas votadas à morte, mas não se tendo dado a coincidência de se terem desenvolvido epidemicamente em outras províncias febres semelhantes com caráter pernicioso, a população pouco se assustava. Isto porém agora se dá: a população já despertada pelas notícias do cólera-morbo, que tem reinado na Europa, estava predisposta para receber impressões tristes e assustadoras, e os propaladores das más novas se têm encarregado de espalhar o terror. Quase sempre por esta estação as febres bilioso-gástricas fazem estragos, porque então tudo concorre a dar-lhes desenvolvimento e força: estas tomam maior intensidade em certos anos, mas se se deve crer em algumas informações que têm vindo da Bahia, falta aqui um elemento, que dizem ter sido a causa da intensidade e do aparecimento da epidemia que lavra por aquela província; isto é, a importação em grande escala de africanos, chegando alguns já acometidos por febres que são endêmicas nas Costas d'África.

"O conselho sempre solícito pela salubridade da província, desde que chegou a notícia da epidemia da Bahia, não se tem descuidado um só instante do que pode opor-se ao desenvolvimento do mal, sua propagação e intensidade, se infelizmente não for possível evitá-lo. A Câmara Municipal lhe promete sua coadjuvação em tudo que para isso possa concorrer, executando as medidas que lhe têm sido lembradas, e o ex.[mo] sr. presidente da província não deixará de prestar todos os meios necessários; mas isto não é tudo; convém que os facultativos desta cidade coadjuvem também seus esforços, e por isso o conselho lhes roga que façam chegar a seu conhecimento todas as observações que colherem, lembrando-lhe meios que possam lhe ter escapado.

"Sala do conselho em sessão extraordinária, 12 de janeiro de 1850. — Dr. Joaquim de Aquino Fonseca, presidente."

Jornal do Commercio de 25 de janeiro de 1850

4 Vede *Jornal do Commercio* de 3 de fevereiro de 1850.

5 Vede *Jornal do Commercio* de 8 e 9, e *Diario do Rio* de 8 do mesmo mês.

6 Vede idem de 10 de fevereiro, e de 26 do mesmo.

7 Idem, idem.

8 Vede idem de 7, 9 e 12, de março de 1850.

9 Idem, idem.

10 Idem, idem.

11 Vede *Jornal do Commercio* de 28 de março de 1850.

12 Vede idem de 16 de abril de 1850.

13 Idem, idem de 4 de maio.

14 Vede idem de 18 e 30 de maio de 1850.

15 Vede *Jornal do Commercio* de 11 e 16 de junho.

16 Idem, idem de 18 de julho de 1850.

17 Idem, idem de 5 e 15 de agosto.

18 Idem, idem de 15 de setembro.

19 Vede relatório do presidente da Bahia apresentado na abertura da assembleia provincial da mesma província em 1850 — ou também *Annaes de Medicina*, v. 5.º, p. 130.

20 Vede o relatório do ex.mo sr. Jeronimo Francisco Coelho, presidente do Pará entregue no dia 1.º de agosto de 1850 ao ex.mo sr. Angelo Custodio Corrêa, vice-presidente em exercício.

21 Refere-se a uma comissão de saúde organizada na capital e composta de cinco médicos.

22 Sempre a mesma dedicação e os mesmos sacrifícios para aliviar a humanidade por toda a parte em que a epidemia nos flagelou! Honra e louvor à classe médica do país!

23 Lede o relatório apresentado à Assembleia Legislativa da província das Alagoas em 5 de maio de 1850.

24 Sempre que se fizerem quarentenas entre nós, depois de o mal já estar conosco, sendo estas dentro do porto, e comunicando os que se dizem sequestrados pela quarentena com quem lhes quer ir falar, como aconteceu nessa ocasião, decerto que nenhum resultado delas se alcançará, e o mal há de aparecer, como se nada se fizesse para obstar sua invasão.

25 Lede o relatório do ex.mo presidente de Pernambuco apresentado em abertura da Assembleia Legislativa da mesma província em 7 de abril de 1850.

26 Nessa época não reinava ainda a epidemia em Campos; apenas alguns casos de febres benignas e como esporádicas, que haviam principiado em maio, continuavam a aparecer. Em outubro porém começaram a

manifestar-se com caráter epidêmico, e bem depressa toda a população da cidade de São Salvador foi acometida, sobrevindo nos casos graves com os caracteres da febre amarela; porém no geral a epidemia não apresentou o caráter de malignidade que a distinguiu na Corte e algumas províncias, segundo as participações oficiais recebidas, que se acham impressas no *Jornal do Commercio* de 18 de dezembro, atacando indistintamente estrangeiros e nacionais, homens e mulheres, adultos e crianças, pretos e brancos. Entretanto, segundo algumas notícias particulares publicadas no *Correio Mercantil*, e informações que nos deram pessoas que para ali tinham muitas relações, e recebiam notícias de outras que estavam bem ao fato das cousas do lugar, soubemos que a epidemia não era tão pouco maligna como se dizia; que ceifava não pequeno número de pessoas em outubro e novembro, avaliando-se nesse tempo o número das vítimas em perto de duzentas; que se não limitava à cidade de São Salvador; que se havia estendido a outros lugares, tais como a freguesia de São Gonçalo, o Sertão do Nogueira e São Félix, um dos lugares mais salubres de Campos, e que dista não poucas léguas da cidade de São Salvador; que finalmente aí fazia também não poucas vítimas nessa época.

27 Lede o relatório do ex.^mo sr. João Pereira Darrigue Faro, vice-presidente da província do Rio de Janeiro, apresentado em 30 de setembro ao ex.^mo sr. dr. Pedreira, presidente da mesma província, por ocasião de passar-lhe a sua administração.

28 *Gazeta dos Hospitaes* de 15 de outubro de 1850.

29 Esta também nos parece ser a opinião do nosso ilustre colega o sr. dr. Valladão, bem que se não exprima de um modo positivo quando assim escreve: "Sem entrarmos em questão da importação ou não importação da febre epidêmica, somente aqui assinalaremos como um fato incontestável, que de bordo das embarcações entradas para o porto, e surtas nele, e do litoral da cidade do Rio de Janeiro partiram os primeiros casos que se observaram da epidemia, como de dous focos donde depois se irradiou

para o centro da cidade e seus subúrbios até uma légua pouco mais ou menos. Por consequência fosse a epidemia desenvolvida por influência de um fermento importado, ou espontaneamente por constituição geral atmosférica e condições locais de insalubridade de bordo dos navios ou do litoral da cidade, é bem certo que os marinheiros bem como os recém--chegados, colocados no centro da esfera da causa epidêmica, deveriam ser os primeiros a receber o assalto".

Lede trabalho estatístico já citado — artigo — "Profissões".

V.

DO CONTÁGIO OU NÃO CONTÁGIO DA FEBRE AMARELA

Não é sem grande receio e dificuldade que nos vamos envolver em uma questão tão intrincada, na qual tantas capacidades eminentes se têm debatido, sem que por ora cousa alguma esteja, em nosso pensar, definitivamente resolvida. E se não fora a rigorosa obrigação que nos impõem as considerações precedentes de nela envolver-nos, decerto que o não faríamos pela plena convicção em que estamos, de que nada poderemos alcançar de melhor e de mais vantagens para a ciência, do que tantos autores de nome que a têm estudado.

A questão do contágio ou transmissibilidade da febre amarela é uma daquelas que mais têm ocupado o espírito dos médicos e observadores de todos os países nestes últimos tempos, promovendo debates renhidos e intermináveis, mas que, em nossa opinião, não têm produzido resultados alguns de interesse para a ciência e a humanidade; porque, se razões mui fortes há para duvidar-se do contágio, outras não menos poderosas mostram clara e evidentemente seu aparecimento em lugares onde ela não existia, levada por focos de infecção extremamente pequenos, originados dos focos principais, onde teve lugar o desenvolvimento de uma epidemia.

Era este o ponto de vista essencial, sob o qual deveria ser com especialidade encarada a questão, sem muito nos importarmos com a do contágio ou não, por isso mesmo que nem sempre será possível chegar a uma solução satisfatória a respeito, vistos os pontos de contacto que há entre a transmissão de uma moléstia por contágio e por infecção em certos e determinados casos.

A solução desta questão por esta forma seria certamente mais útil à humanidade do que tem sido até hoje, embora fosse ferir os interesses de algumas classes da sociedade, por isso que o da humanidade deve estar em primeiro lugar; pois ter-se-ia talvez evitado a sua importação ou antes transmissibilidade a muitos países, e poupado imensas vítimas que o desprezo de medidas sanitárias adequadas tem causado nos lugares para onde esse flagelo tem sido importado, importação que teria causado muito mais vítimas, se os elementos de sua produção tivessem uma esfera de atividade, para transmitir-se, maior do que não têm; mas que se não poderá duvidar de que existe, à vista de tantos fatos consignados na ciência que o demonstram claramente, assim como se não exigisse um certo número de circunstâncias locais para tomar incremento e maior desenvolvimento.

Desviando-se, porém, os observadores da questão principal que convinha mais resolver no interesse da humanidade e da ciência, isto é, de sua importação ou não para pontos longínquos daqueles em que ela apareceu em primeiro lugar, ou antes de sua ou não transmissibilidade, têm se empenhado em provar ou não o contágio, sem se importarem com determinar, se, dado seu desenvolvimento em um ponto, pode ou não ser levada a outros que reúnam condições favoráveis ao seu aparecimento, o que era sem dúvida de mais interesse para a humanidade, e para esclarecimento da grande questão de utilidade das medidas quarentenárias. Dessa maneira de discutir têm resultado opiniões mais ou menos exageradas e totalmente divergentes: uns têm sustentado ser a moléstia contagiosa, tais são Chisholm, Blanc, Rush, Pym, Moreau de Jonnès, Bailly, Pariset, François, Audouard, Arejula, Palloni, Keraudren, Thiébaut de Berneaud, José Furio, e alguns mais: outros pelo contrário têm negado o contágio, tais são, Devèze, Leblond, Fergusson, V. Jackson, R. Wilson, Gillkrest, Lefort, Pouvreaux, Thomas,[1] Chervin, etc. Outros finalmente têm-na considerado ora contagiosa, ora não, segundo que ela coincide ou não com os caracteres do tifo nosocomial: tal é, ao que nos parece, a opinião do sr. Rochoux e de alguns outros.

Daí nasce certamente a diferença de pensares acerca das medidas quarentenárias que convém adotar, para prevenir o desenvolvimento e invasão da febre amarela, querendo uns que sejam tão rigorosas, como para as outras moléstias epidêmicas e mortíferas, que às vezes devastam o mundo; e sustentando outros, com especialidade alguns médicos americanos, os franceses, e quase que os europeus em geral, que convém abolir essas quarentenas que, sendo inteiramente desnecessárias, só servem para prejudicar os interesses do comércio e as transações mercantis.

Não duvidando que na França, assim como na mor parte da Europa, sejam desnecessárias as medidas quarentenárias para os navios vindos de portos infectados da febre amarela, porque a natureza do seu clima, de seu solo, e muitas outras circunstâncias influem para que o seu elemento produtor não tenha ação alguma ou muito pouca, acreditamos todavia que naqueles países, em que todas as condições se reunirem para favorecer e atear a propagação de um semelhante flagelo, cumpre tomar providências muito enérgicas, e tanto mais quanto mais próximo se estiver dos países em que ela primeiro se desenvolver, estabelecendo medidas quarentenárias rigorosas, não só no interesse dos estrangeiros neles residentes, como também dos nacionais, muito embora sofram com isso alguma cousa os interesses comerciais, porque antes de tudo convém atender à salvação pública, e não aos interesses desta ou daquela classe.

Antes, porém, de irmos mais adiante, digamos em duas palavras o que se entende por moléstia contagiosa ou de infecção. Chama-se moléstia contagiosa toda aquela que se comunica de indivíduo a indivíduo por um vírus fixo ou volátil, susceptível de ser disseminado no ar ambiente; e moléstia de infecção aquela que depende de causas locais, que não estende sua influência além das localidades onde aparece, e que é o resultado de um miasma, substância até hoje desconhecida.

Destas poucas considerações já se vê quão de perto se tocam os princípios do contágio e da infecção, e quanta afinidade, se assim nos podemos exprimir, têm eles entre si; e que portanto, além de serem mui fáceis de se confundir, torna-se quase impossível fixar os limites que separam uns dos outros. Assim conhecido o que se entende por contágio e infecção vejamos os argumentos em que se fundam aqueles que negam o contágio ou transmissibilidade da febre amarela. Um dos primeiros é o fato constantemente observado nos Estados Unidos e nas Antilhas, de que a febre amarela, que aí reina epidemicamente e amiudadas vezes, se não afasta do litoral, nem penetra nos lugares elevados. Em segundo lugar; que é bastante fugir do lugar de infecção para escapar-lhe. Terceiro; que os doentes fora do foco da infecção não transmitem a moléstia àqueles que os tratam; no entretanto que àqueles que de um lugar salubre se dirigem ao foco da infecção bastam algumas horas de demora para trazerem o gérmen da moléstia e da morte. Quarto; que entre as localidades infectadas e não infectadas se não observa, por assim dizer, outra permutação senão a seguinte: que se o indivíduo se coloca fora da esfera de ação do foco não tem risco de contrair a moléstia, mas, se pelo contrário se põe sob a influência dessa esfera, sujeita--se a ser por ela atacado; porém que em todo o caso, volte ou não doente, não tem nunca a propriedade de deslocar a ação morbífica, que se exerce de uma maneira funesta no recinto da cidade infectada.

Além destes argumentos, que julgam irrecusáveis por serem o resultado das experiências e observações repetidas por inúmeras vezes, e que em seu pensar põem fora de dúvida que a febre amarela se desenvolve debaixo da influência de causas locais, e que não é susceptível de operar fora do foco, fundam-se ainda nas experiências de Lavallé, Cabanellas, Guyon, Parker, e alguns outros, que se tendo inoculado por diversas vezes com o suor, o vômito negro e a saliva dos doentes atacados da febre amarela, assim como se vestido com as roupas dos febricitantes, e se deitado nas camas de alguns que haviam morrido, e bebido mesmo a matéria do vômito negro, nunca sofreram incômodo algum, sujeitando-se a todas as experiências impunemente.

Fundados nestes princípios, afirmam que a febre amarela se não pode transmitir por contacto mediato nem imediato; que só tem origem em causas locais; que é um envenenamento miasmático dependente do calor intenso, da infecção marítima, de alteração no estado elétrico e higrométrico da atmosfera, etc.

Ainda alguma razão lhe acharíamos se a isso se limitassem as consequências deduzidas dos princípios estabelecidos! Mas é entretanto o que não fazem alguns: afastando-se das conclusões rigorosas que o raciocínio permitiria tirar da análise e comparação desses fatos em que se baseiam, vão muito mais longe, e mais certamente do que comportam os fatos referidos, assim como tantos outros consignados na ciência, admitindo que nem mesmo por infecções dependentes de grandes focos se pode desenvolver a febre amarela, se as condições de localidade não favorecerem o seu aparecimento, sendo mais possível o desenvolvimento da disenteria, do tifo, e outras moléstias semelhantes; por isso que na febre amarela não há vírus, não há matéria transmissível.

Porventura estará demonstrado que no tifo, na escarlatina, no cólera, na coqueluche e outras moléstias reputadas contagiosas é antes um vírus que um miasma que as produz? Conhece-se também já a diferença essencial que há entre um miasma e um vírus? Cremos que não.

Vamos porém à questão principal, e vejamos se os argumentos apresentados pelos anticontagionistas são irrespondíveis, ou se a ciência contém exemplos que possam pôr em dúvida as conclusões de sua argumentação, e mostrar a transmissibilidade da febre amarela.

São tão numerosos e tão significativos muitos fatos consignados na ciência e alguns dos que se passaram ultimamente entre nós, que nos parece que nenhuma dúvida pode haver em admitir a transmissibilidade da febre amarela, a menos que se não queira persistir em um cepticismo levado ao último extremo, e que não se queira ver aquilo que se não pode deixar de ver.

Tem-se mais de uma vez visto, como se lê nos autores, um indivíduo entrar na câmara de um doente de febre amarela, e sem tocá-lo ser acometido pela febre; e entre nós observamos em algumas casas que indivíduos vindo doentes de lugares infectados da epidemia faziam com que outros casos aparecessem na família, e esta mesmo ser toda acometida com mais ou menos intensidade, bem que no lugar ainda a febre não reinasse, por não ter a epidemia em sua progressão lá chegado.

Já tivemos ocasião, falando da marcha da epidemia entre nós, de citar o fato acontecido com o major Marcolino que faleceu em Mataporcos. Agora acrescentaremos que em nossa família deu-se o fato seguinte: que retirando-se ela para a lagoa de Rodrigo de Freitas muito além do Jardim Botânico, adoeceu gravemente no mesmo dia meu filho mais moço, e o trouxe imediatamente comigo para a cidade. Apesar disso a moléstia continuou a aparecer no resto da família, assim como em dous pretos e uma preta que residiam na chácara e uma menina de uma família que lá estava, não obstante os pretos morarem em casa separada, e só virem àquela em que se achava a família para receberem as ordens que tinham de executar. A moléstia porém em geral foi muito benigna em todos.

Se para os primeiros é indubitável que alguns ou mesmo todos levaram o gérmen da epidemia da cidade, não se pode dizer o mesmo dos últimos; e então forçoso é admitir que a moléstia neles se desenvolveu por transmissão dos primeiros atacados, apesar de estar a nossa casa situada em uma montanha bastante elevada, em lugar seco, cercada de muito boa vegetação e excelente água.

Além disto tivemos ocasião de observar em nossa clínica fatos imensos, se não no todo idênticos àquele que se passou com a nossa família, pelo menos muito aproximados da semelhança. Entre outros, lembra-nos de um sucedido em uma loja de sapateiro na rua do Lavradio. Aí adoeceu um português, vindo da rua de São José com os sintomas precursores da moléstia; seu estado tornou-se grave, porém escapou. Poucos dias depois adoeceram dous outros portugueses que trabalhavam nessa casa, ambos gravemente, sendo um deles vítima da moléstia. Cumpre-nos todavia, em abono da verdade, dizer que a epidemia já se tinha declarado na rua do Lavradio, onde não poucas vítimas ceifou, apresentando-se com notável intensidade, assim como que tivemos ocasião de observar não poucos fatos negativos, inteiramente em oposição àqueles de que fizemos menção.

Tem-se também visto inúmeras vezes que um navio, ou porque se demore em um lugar devastado pela febre amarela, ou porque se tenha por negligência deixado acumular causas diversas de infecção, se torna o teatro de uma epidemia de febre amarela; e não obstante sair do lugar infecto leva consigo os elementos de destruição a ponto de, encontrando em sua viagem outro navio cuja equipagem goza da melhor saúde possível, lhe comunicar a moléstia, se as tripulações se correspondem, ou se vêm a seu bordo, mas ainda levar a epidemia a países distantes, onde se dão condições favoráveis ao seu desenvolvimento.

Muitos exemplos poderíamos citar desta ordem, por isso que por toda a parte se os encontra nos diferentes escritos publicados sobre a febre amarela; porém, para não estar repetindo cousas que estão ao alcance de todos, e para não alongar sem utilidade ainda mais este artigo, limitar-nos-emos a citar dous muito significativos acontecidos fora do país; depois dos quais passaremos então à exposição de mais alguns dos que tiveram lugar entre nós.

Um destes fatos é o que se passou entre as tripulações dos brigues francês *Palinure* e inglês *Carnation* em 1808 referido por Moreau de Jonnès, que é o seguinte. Vindo o *Palinure* refrescar no porto do Forte Real da Martinica, foi sua equipagem atacada pela febre amarela e fortemente decimada. O governador acreditando que a moléstia acabaria, saindo o navio para alto-mar, mandou-o cruzar; então este encontrando-se com o *Carnation*, vindo da Europa, batem-se por abordagem, e o brigue inglês fica capturado. A mor parte de sua equipagem é levada para bordo do *Palinure*; a febre amarela a acomete, e mata-a em grande escala.[2] Este fato prova que um navio pode-se tornar o foco de uma epidemia, e levá-la para qualquer ponto para onde se dirigir.

Outro exemplo não menos significativo é aquele que teve lugar com a chegada do brigue *Denostierra* a Porto Passagem em Espanha perto de São Sebastião.[3] Este brigue, partindo de Havana com destino à Espanha, perdeu a seu bordo algumas pessoas de febre amarela; e antes de chegar a Porto Passagem esteve de quarentena em Corunha por dez dias, e só seis depois de relaxado da quarentena é que chegou a Porto Passagem, onde ainda morreram dous indivíduos, cujos cadáveres foram autopsiados por Ouin e Poteau, dos quais o primeiro caiu doente imediatamente depois da autopsia, e só se achou restabelecido ao fim de dezesseis dias.

O navio descarregou para a alfândega, e um guarda da mesma repartição que tinha aí dormido muitas noites adoeceu, e morreu dous dias depois: o mesmo aconteceu a seis carpinteiros encarregados de calafetar o navio, dous dos quais adoeceram no mesmo dia em que caiu doente o guarda da alfândega.

A epidemia começou logo que se abriu o lado direito do navio, propagou-se às casas que mais vizinhas lhe ficavam, posto que situadas no melhor quarteirão da cidade, e atacou 85 pessoas, das quais vinte antes do estabelecimento do cordão sanitário, e 65 que ficaram dentro da cidade, a saber 27 homens e 38 mulheres. Destas últimas foram vítimas 32, incluindo um médico que, depois de ter tratado dos febricitantes, adoeceu e morreu em poucos dias.

Observou-se entretanto que, apesar de terem alguns dos atacados da moléstia ido morrer nos arredores da cidade, todavia ela aí se não desenvolveu, e limitou seus estragos ao recinto dos lugares infectados da cidade.

Mas quem poderá sustentar que, se o elemento mórbido produtor da febre amarela tivesse uma esfera de atividade maior do que não tem, e tão pronunciada, como se conhece em outras moléstias epidêmicas e contagiosas, e que, se além disto se dessem nessa ocasião condições favoráveis à sua propagação e incremento, esta epidemia, que se desenvolveu sob a influência de um foco de infecção tão pequeno, e depois de tantos dias de sua saída do lugar onde se desenvolveu a moléstia, e que tão terrível foi para aqueles que atacou, vitimando quase metade, se não teria estendido, e levado o estrago e a destruição a muito maior número de pessoas e a distâncias muito maiores? Cremos que ninguém cientificamente o poderá provar.

Além disto este fato demonstra exuberantemente que um navio, procedente de um porto infectado, pode levar a moléstia a lugares em que ela não exista, e isto ainda mesmo depois de muitos dias de sua saída do lugar onde a moléstia aparecera; demonstra igualmente que não é sempre necessário ir ao foco da infecção para contraí-la, que basta para isso haver comunicação com aqueles que lá foram e a trouxeram.

Ora se assim é, por que razão se não há de admitir que ela se pode transmitir, se não por contacto direto, ao menos pelo indireto, e que cumpre, sobretudo nos países em que houver condições favoráveis ao seu desenvolvimento, tomar todas as precauções as mais enérgicas para evitar os riscos e perigos de sua transmissão? Sem dúvida que nenhuma razão plausível há que autorize a dispensa dessas precauções; e que antes pelo contrário a prudência e o amor da humanidade as aconselham; porquanto, como mui bem diz um homem, que não é suspeito aos anticontagionistas, Gilbert[4] "posto que tenhamos razões para crer que a febre amarela não tem sua origem de um contágio, contudo a prudência prescreve medidas sanitárias; a segurança pública as exige, e nossos conhecimentos são ainda muito imperfeitos, para que os magistrados devam renunciar a todas as precauções possíveis".

Outros exemplos semelhantes e tão fortes em favor da transmissibilidade da febre amarela, colhidos dos diversos escritores, poderíamos aqui apresentar; porém deles prescindiremos, aconselhando aos nossos leitores que consultem a comunicação feita à Academia Imperial de Medicina pelo sr. dr. De-Simoni.[5] Aí acharão uma série de fatos importantíssimos, e que esclarecem a questão do contágio ou transmissibilidade da febre amarela.

Não podemos porém furtar-nos ao dever de expor aos nossos leitores alguns dos fatos que entre nós se passaram; porquanto, sendo eles ocorridos debaixo de nossas vistas e ao alcance de todos aqueles que presenciaram a epidemia, servirão para esclarecer esta questão pelo que nos diz respeito, muito melhor, que não aqueles que se têm passado em outros países, os quais vêm ainda em apoio da opinião dos que sustentam a transmissibilidade da moléstia e seu aparecimento fora do foco de infecção que lhe deu origem.

Se, despidos de toda a prevenção, examinarmos com atenção o que entre nós ocorreu por ocasião do aparecimento da epidemia, sem dúvida que não deixaremos de acreditar que ela foi importada para a Bahia, segundo o que nos contam as peças oficiais em outros lugares transcritas, pelo brigue *Brasil* ali chegado de Nova Orleans, e que tocara em sua passagem para aquela província no porto de Havana. Todavia como os fatos em referência a este ponto não estão inteiramente livres de qualquer contestação, não faremos questão desse exemplo em favor da ideia de transmissão; porém não diremos o mesmo acerca do que ocorreu para com o Rio de Janeiro, Pará, e outras províncias.

No Rio de Janeiro não existia caso algum de febre amarela reconhecido, ou pelo menos que a fizesse presumir: os primeiros fatos foram os que constaram da exposição feita à Academia pelo sr. dr. Lallemand; os quais tiveram lugar em marinheiros chegados na barca americana *Navarre* vinda da Bahia, e que se achavam residindo em um *public house* na rua da Misericórdia. Destes a moléstia passou a outros indivíduos que com eles comunicaram, assim como saltou para a casa que ficava fronteira, onde atacou algumas pessoas, e daí se foi propagando aos moradores circunvizinhos e a toda a rua da Misericórdia.

Isto prova sem dúvida que houve transmissão dos primeiros aos outros, sem o que se não poderia explicar a sua propagação e desenvolvimento por aquele lugar ao mesmo tempo que principiava a decimar a gente do mar.[6] Prova ainda mais que os indivíduos saídos do foco da infecção podem transmitir a moléstia a outros lugares, e que um ou dous indivíduos bastam para constituir o núcleo de uma infecção capaz de estender seus estragos a uma população mais ou menos avultada, logo que condições haja que favoreçam seu desenvolvimento e propagação.

Ainda mais. O sr. E. A. da V.... residente no morro de Santa Teresa não tinha pessoa alguma de sua família com a moléstia; porém, mandando uma sua criada à cidade, voltou esta doente e sucumbiu em poucos dias. Logo após adoeceu uma sua filha e sucumbiu igualmente; daí a moléstia passou a outras pessoas, porém felizmente nenhuma mais foi vítima.[7]

O sr. A... negociante em Iguaçu, tratando do seu guarda-livros que tinha vindo a esta Corte a negócio de sua casa, e que daqui levara a moléstia da qual foi vítima em poucos dias, caiu logo, após a morte deste, gravemente enfermo, chegando a ter o vômito preto; porém felizmente salvou-se.[8]

Com a vinda do vapor *Macahense* procedente de Campos, onde grassava a febre amarela, chegaram 23 recrutas que foram recolhidos ao quartel do corpo de artilharia a que pertenciam, no dia 8 de dezembro de 1850, e no dia 9, uma criada do sr. coronel Solidonio, morador em uma casa contígua ao quartel, a qual, durante a epidemia que grassou nesta Corte, não teve a moléstia por estar fora da cidade, foi logo acometida de uma febre grave que, sendo ela conduzida para a Misericórdia, foi classificada febre amarela pelos sr.[s] dr.[s] De-Simoni, Feijó, Lima, José Marianno e Lallemand, pela existência da cor ictérica, do vômito negro, e outros sintomas característicos desta moléstia. Então foi enviada para o hospício do Livramento, e lá faleceu no dia 13 do mesmo mês.[9]

Não provarão todos estes fatos que um indivíduo fora do foco de infecção pode transmitir a moléstia a indivíduos sãos?

Continuemos. — No Pará não havia febre amarela nem cousa que com ela se parecesse ou a fizesse suspeitar; porém chega a barca dinamarquesa *Pollux*, procedente de Pernambuco, onde ela já reinava, assim como a charrua *Pernambucana*: adoecem dous marinheiros da *Pollux*, e são levados para o hospital de caridade do Pará, por se ignorar ainda que em Pernambuco, de onde eles vinham, reinava a febre amarela, e morrem estes doentes com todos os sintomas da moléstia. Faz-se então sair a *Pollux* para o seu destino dentro de 24 horas, e manda-se logo afastar a charrua *Pernambucana* para um lazareto distante da cidade; porém todas as cautelas são inúteis.

O gérmen da enfermidade levado pelos dous marinheiros da *Pollux* que morreram no hospital, e talvez por alguns de seus companheiros que comunicaram com os habitantes da cidade, lá fica e faz aparecer a epidemia de um modo gravíssimo, e talvez mais mortífera, que em nenhum outro ponto do Brasil, onde ela apareceu.

Ainda neste caso se desconhecerá o poder de transmissibilidade da febre amarela, e que ela fosse levada pelos dous navios apontados? Cremos que não. E se assim não foi, por que razão sua manifestação coincidiu com a chegada desses navios vindos de portos infectados? Por que nenhum outro caso se observou antes deles? Explique o fato por outra forma quem puder, que nós veremos sempre nele um exemplo muito característico da transmissibilidade da moléstia.

Em Pernambuco nenhumas suspeitas havia do desenvolvimento de qualquer epidemia, e muito menos da febre amarela. Chega porém o brigue francês *Alcyon* procedente da Bahia, e a moléstia principia a desenvolver-se a bordo dos navios ancorados no porto do Recife, segundo dizem os jornais: daí salta ao bairro da Boa Vista, onde há uma casa de saúde, em que se tratavam alguns ingleses acometidos da moléstia, e por último estende-se aos outros pontos da cidade, e ao interior. Não seria provavelmente a febre levada pelo navio *Alcyon*, e comunicada às equipagens dos outros navios fundeados no Recife?

Quem a levou daqui para a cidade de Niterói de nós separada por uma tão extensa baía, na qual sopram quase constantemente ventos que, longe de acarretarem sobre aquela cidade os miasmas daqui desprendidos, devem pelo contrário obrar em sentido oposto? Não foram talvez os indivíduos que todos os dias passam desta para aquela cidade, assim como as tripulações dos pequenos barcos que constantemente cruzam a baía daqui para ali? Parece-nos muito provável. E este fato ganharia muito maior força a ser exato, como então diziam algumas pessoas, que o primeiro caso da febre ali ocorrido se dera em um italiano, que fugindo da rua da Misericórdia, caíra lá doente em um hotel, cujo dono adoecera logo depois da febre, e morrera, salvando-se o italiano, que por ele havia sido tratado. Narrando esta circunstância não queremos dela fazer argumento para apoiar a ideia da importação para Niterói, expomos o que ouvimos dizer nessa ocasião, sem autenticar a veracidade do fato.

Quem levou a epidemia às diferentes vilas ou cidades do Rio de Janeiro, assim como à cidade de Santos, e outros lugares da província de São Paulo? Sem dúvida que se não pode deixar de admitir que foram as embarcações saídas do nosso porto para todas essas localidades. E tanto é isto mais provável e admissível, quanto nenhuma epidemia reinava nessas localidades na ocasião em que a moléstia aqui tomava incremento, e quando lá se desenvolveram os primeiros casos da febre amarela.

Julgamos tanto mais provável este nosso modo de pensar, quanto vemos que em outras províncias, em que poucas ou quase nenhumas comunicações há com os navios saídos dos portos infectados a moléstia não apareceu: assim como quando atendemos ao que se passou para com as províncias do Maranhão e Ceará, em que a moléstia não se desenvolveu, apesar de chegar muitos navios dos portos infectados, o que talvez se deva atribuir à execução de medidas quarentenárias enérgicas. E esta circunstância é tanto mais digna de atenção, sobretudo a respeito do Maranhão, quanto, como afirmam os jornais daquele tempo, reinava nesta província uma forte epidemia de catarrais, na ocasião em que a epidemia estava em seu auge nas outras províncias; e todavia nenhum caso de febre amarela, ou de qualquer outra que se revestisse de suas formas, ali apareceu.[10]

Não provarão todos os fatos referidos que um navio pode se tornar o foco de uma epidemia, e levá-la consigo a qualquer ponto, para onde se dirigir, assim como que é suficiente o seu pequeno recinto para constituir um foco de infecção marítima? Acreditamos que ninguém duvidará. Não nos provam ainda que um foco de infecção muito pequeno pode-se tornar o motor do desenvolvimento de uma epidemia devastadora, se condições particulares favorecerem sua propagação e incremento? Supomos que sim. Não fazem ainda acreditar que um indivíduo atacado ou não da moléstia, vindo de um foco de infecção, pode transmiti-la fora desse foco a outros, contanto que no lugar, no qual se acharem, se deem condições favoráveis à sua transmissão, originando-se daí uma epidemia mais ou menos violenta?

Ora se assim é, poder-se-á sustentar ou afirmar sem réplica, que ela se não propaga às vezes por uma sorte de infecção muito semelhante ao contágio, ou mesmo por este? Conhecemos nós porventura o grau de intensidade dos diversos princípios morbíficos, assim como o grau de susceptibilidade de certas organizações, para sustentarmos, como princípio absoluto e inconcusso, que a moléstia nunca se comunica por contágio, sobretudo quando vemos que pequenos focos de infecção levados a grandes distâncias, e às vezes muito tempo depois de saírem dos focos principais, de onde trouxeram o gérmen da enfermidade, ainda podem transmiti-la como acabamos de ver?

Poderemos nós sempre no meio dos estragos de uma epidemia saber quando a moléstia é contagiosa, ou quando constitucional, sendo os traços que as distinguem totalmente desconhecidos? Ou antes será sempre possível diferençar uma moléstia contagiosa de outra puramente constitucional, quando é certo que uma enfermidade pode parecer contagiosa por atacar muitas pessoas ao mesmo tempo, embora dependa só e unicamente de causas constitucionais, assim como outra realmente contagiosa pode ter toda a aparência de moléstia constitucional pelo fato de atacar indivíduos residentes muito longe do lugar onde ela reina, sendo levada pelos diversos veículos do contágio?

Não vimos nós Sydenham, o Hipócrates Inglês como lhe chamavam, ter sempre a escarlatina por moléstia não contagiosa, e fazer com seu nome estabelecer essa crença entre os práticos de sua época, por isso que a moléstia nunca se revestiu de caracteres que a fizessem julgar tal; e entretanto logo após sua morte desenvolver-se uma epidemia de escarlatina, que fez mudar completamente as opiniões dos médicos ingleses, admitindo então o contágio, o que talvez acontecesse ao mesmo Sydenham se ainda vivesse?

Portanto que muito há para admirar que hoje as opiniões divirjam acerca do contágio ou não da febre amarela? Pois não é possível que alguns autores a tenham observado com caráter contagioso, e outros não, segundo as circunstâncias sob a influência das quais se têm desenvolvido as diferentes epidemias desta moléstia? Sem dúvida que o é; e a experiência tem mostrado que certas moléstias reconhecidas como contagiosas ora apresentam-se com este caráter, ora não.

Além disto sabemos nós já, se o miasma, ou essa substância desconhecida assim denominada, não é susceptível de sofrer modificações em sua natureza essencial, segundo as circunstâncias climatéricas e outras a que seja ela submetida, e que alterem sua maneira de impressionar o nosso físico? Conhecemos porventura também sua natureza íntima para sustentarmos sua imutabilidade, e reconhecer seu modo constante de obrar sobre o organismo? Não estão eles, quer os consideremos como corpos simples quer compostos, sujeitos às leis gerais da matéria como todos os seres naturais, e conseguintemente às leis que regulam a atividade e energia de ação, que esses mesmos seres exercem uns sobre os outros no universo, e que sua maior ou menor energia de obrar depende dos obstáculos e embaraços que lhes podem opor os agentes capazes de destruir ou enfraquecer seus efeitos, assim como das distâncias que têm de percorrer; e que por isso ora transmitem a moléstia, ora não, segundo a maior ou menor força de ação que conservam? Certo que sim. Logo não podemos sustentar que em circunstâncias favoráveis não possam eles estabelecer o contágio.

Mas perguntar-se-nos-á, como, sendo a moléstia transmissível, não se desenvolve naqueles que bebem a matéria do vômito negro, e nos que se inoculam com o suor, a urina e a matéria do vômito dos febricitantes? Este é por certo o mais forte argumento apresentado pelos anticontagionistas em sustentação de seus princípios; mas não é irrespondível. Em primeiro lugar estas experiências se têm passado em homens que, vivendo no foco da infecção, não contraíam a moléstia, circunstância que explica o nenhum resultado dessas experiências, mostrando que eles eram refratários à ação dos elementos epidêmicos. Em segundo lugar ninguém há que desconheça que muitos indivíduos parecem ter uma organização privilegiada, que os põe ao abrigo das influências epidêmicas, por isso que atravessam toda uma epidemia, expondo-se a todas as suas consequências, sem que nunca sofram o mais pequeno incômodo. Sabe-se também que indivíduos há que têm um poder refratário para certas moléstias epidêmicas, mesmo das mais contagiosas, que uma só os não acomete. Por esta ocasião ocorre-nos um fato importante acontecido com um nosso amigo a respeito das bexigas. O pai deste moço, receando-se do aparecimento de bexigas graves, chegou a mandá-lo banhar por muitas vezes em água, em que se tinham lavado doentes de sua família atacados de varíola benigna, acreditando que por este modo o livraria de bexigas graves; porém estas nunca lhe apareceram, e até hoje, que conta perto de quarenta anos, nunca teve bexigas, apesar de ter havido por vezes em sua casa doentes atacados desta moléstia, e ele nunca esquivar-se de os tratar. Além disto quem não sabe, quantos indivíduos têm sido inoculados inúmeras vezes pelo vírus vacínico sem resultado algum, sobretudo nas ocasiões de reinar uma epidemia de varíola? E porventura, apesar de tudo isso, já alguém contestou que o vírus vacínico fosse contagioso? Decerto que não, por isso que ninguém ignora que para qualquer indivíduo contrair uma moléstia é necessário que ele, na ocasião de submeter-se à influência de qualquer elemento mórbido, esteja em condições que o tornem apto a contrair a moléstia. É isto um fato que se verifica quotidianamente. Portanto tais argumentos, ainda que mui fortes, não excluem de um modo absoluto a transmissibilidade da febre amarela em toda e qualquer circunstância.

Além disto todos sabem que as febres intermitentes são moléstias que dependem de uma infecção. Entretanto alguém já viu que elas pudessem fazer com que, mesmo reinando epidemicamente, os indivíduos delas acometidos levassem a pontos que se achem em idênticas circunstâncias o elemento de seu desenvolvimento, e as fizessem aparecer? Certo que não.

Alguém já viu indivíduos respirarem o ar dos lugares, em que existem acumulados muitos doentes de febres intermitentes francas e genuínas, ainda mesmo perniciosas serem acometidos de idênticos padecimentos, ou algum médico se lembrar de admitir a sua transmissibilidade? Supomos que não. Entretanto que grande número de observadores e médicos ilustrados o tem sustentado para a febre amarela. Logo é necessário convir que o elemento miasmático que produz a febre amarela é distinto daquele que dá em resultado a febre intermitente, com a qual alguns observadores a têm querido assemelhar pelo fato de que as epidemias de febre amarela são sempre precedidas ou acompanhadas de febres de índole intermitente, ou remitente mais ou menos bem caracterizadas. Já que tocamos nesta questão seria ocasião de dizer duas palavras sobre a natureza da moléstia; porém, para não confundir questões inteiramente distintas, ocupar-nos-emos com esta em outro lugar, concluindo este artigo por dizer que, à vista do quanto temos expendido, os argumentos dos anticontagionistas ou daqueles que negam a transmissibilidade da febre amarela, não podem por enquanto abalar, nem destruir os em que se baseia a opinião oposta, e que antes, pelo contrário, razões mais fortes parecem apoiar esta última opinião.

---

1 Este autor em seu tratado prático sobre a febre amarela publicado em 1848, sustenta que ela nunca é contagiosa. Entretanto de toda a sua argumentação contra o contágio, fundada especialmente em alguns argumentos dos sr.[s] Rochoux e Lefort, assim como em documentos importantes obtidos pela dedicação e zelo incansável de Chervin, os quais destroem ou tornam duvidosos grande parte dos argumentos que se têm apresentado para sustentar o contágio, não se pode deduzir a resolução da questão de um modo definitivo; pois que não ficam por eles destruídos todos os princípios que se podem apresentar em contrário.

Vede cap. 7 da obra citada.

2 Lede o artigo sobre a febre amarela pelo sr. Littré no dicionário de medicina em 21 volumes, e a obra do sr. Thomas já citada.

3 Extraído da *Piretologia* de Boisseau artigo sobre a febre amarela.

4 Gilbert — *História médica do exército francês em São Domingos.*

5 Lede o n.º 2 do sexto ano dos *Annaes Brasilienses de Medicina.*

6 Por esta ocasião não podemos deixar de apontar e reparar em um engano que cometeu a este respeito o sr. dr. Montes de Oca em uma comunicação datada de 24 de maio, e que se acha impressa na *Gacéta Mercantil* de Buenos Aires de 13 de novembro intitulada, "Apuntes sobre la fiebre reinante en el Rio de Janeiro", quando ele afirma que a epidemia grassou no mar por quase um mês antes de aparecer em terra, como se colige do seguinte trecho *"tenga-se presente que antes de se desarrolar-se la epidemia en esta corte, estuvo el mar casi un mês; que el fondeadêro de los buques es tan proximo á tierra que muchos estan al habla, y que las immundicias de estos y las que arroja el pueblo si amontonan en las playas, por maneira que, en las arcanias del mar se respira um aire pestifero y malsano"*, pois da comunicação feita pelo sr. dr. Lallemand vê-se que ela apareceu em terra nos últimos dias de dezembro e pela do sr. dr. Palmito feita em 30 de janeiro, e que se acha impressa no terceiro número dos *Annaes Brasilienses* — v. 6.º, se conhece igualmente que só nessa ocasião os doentes tratados por ele montavam ao número de cinquenta.

7 Todos sabem que o morro de Santa Teresa é bastante alto, e constitui um dos sítios mais agradáveis desta cidade, no qual nenhumas condições decerto há que possam favorecer a propagação da moléstia; entretanto foi bastante uma pessoa da família do sr. E. contraí-la, para que toda ela logo se ressentisse de sua influência perniciosa.

8 Este fato foi-nos comunicado pelo nosso colega o sr. dr. José Mauricio.

9 Lede a *Gazeta dos Hospitaes* de 15 de dezembro de 1850.

10 Não podemos deixar ainda aqui de notar a inexatidão de um fato

histórico que se encontra no mesmo escrito do sr. dr. Montes de Oca, que nas províncias do Pará, Paraíba do Norte e Maranhão a epidemia apresentou um caráter aterrador, como se vê do seguinte período de sua memória.

"Casi todas las provincias do Norte del Brasil han sido visitadas por este terrible flagello, hoy sus estragos se dejam sentir particularmente en el Pará, Parahyba, y Maranhão de un modo aterrador: nada ha sido bastante a contener sus progressos; las cuarentenas, los lazaretos, las fumigaciones non han podido neutralisar su funesta influencia, etc., pois que no Maranhão não houve febre amarela."

VI.

DA NATUREZA DA MOLÉSTIA

É este um ponto ainda litigioso, e sobre o qual não estão de acordo os diferentes observadores que têm tratado deste assunto, como convinha à humanidade e à ciência. Sem dúvida, se alguma cousa há que no estudo de qualquer moléstia deva mais interessar o espírito do verdadeiro médico, é, por certo, o conhecimento de seu lugar nosológico e de sua natureza essencial; pois, se é exato que uma classificação fundada só em diferenças aparentes, ou em caracteres de identidade pouco reais, pode ser e tem sido com efeito muitas vezes prejudicial à humanidade e ao progresso da ciência, não é menos verídico que uma boa classificação baseada em dados seguros, recolhidos pela apreciação e análise rigorosa dos fatos, e auxiliada por um raciocínio severo, pode muito esclarecer o espírito do médico a respeito de seu proceder na escolha e aplicação da terapêutica conveniente a uma enfermidade dada.

"Uma cousa importante", diz com razão Grimaud,[1] "é procurar as relações que unem as moléstias, e distinguir sua ordem de filiação: este objeto tão importante tem quase inteiramente sido desprezado, porque se tem por toda a parte substituído o arbitrário ao real; e dando-se importância a considerações superficiais, se têm perdido de vista os caracteres comuns das moléstias, e os grandes traços, pelos quais suas extremidades se tocam e se confundem."

É certamente por se não ter seguido o preceito mui judicioso de Grimaud no estudo da febre amarela, que tantos pensares diversos têm sido emitidos sobre sua natureza, como vamos ver, ora confundindo-a com moléstias inteiramente distintas dela sob qualquer ponto de vista que se as encare, ora querendo-se estabelecer distinções entre seus diferentes graus, pelo simples fato da diversidade de suas manifestações sintomáticas.

Alguns observadores notando que a febre amarela epidêmica é sempre precedida do aparecimento de febres intermitentes ou remitentes mais ou menos graves, ou que ela reina coincidentemente com estas, assim como que algumas vezes oferece tal ou qual grau de intermitência ou remitência na marcha e sucessão dos fenômenos que caracterizam seus diferentes períodos; notando ainda mais que a febre amarela reina esporadicamente naqueles lugares, em que se dão condições aptas ao desenvolvimento de febres intermitentes e remitentes graves, isto é, nos lugares sujeitos à influência dos eflúvios paludosos, acreditam que ambas têm o mesmo elemento produtor, e não constituem mais do que uma mesma moléstia em graus de intensidade diferentes, devidos a graus diversos de infecção.

Em seu pensar, pois, a intermitência que se observa no princípio da epidemia de uma febre amarela depende unicamente de não ter o miasma ainda o grau de força, que o calor e outras condições, mas sobretudo aquele, lhe dão mais tarde, e fazem então desenvolver a febre amarela.

Com efeito o fato do aparecimento prévio de intermitentes na ocasião do desenvolvimento de uma epidemia de febre amarela é verdadeiro, e reconhecido por quase todos os observadores que sobre isto têm escrito; e nós mesmos tivemos ocasião de o observar entre nós na epidemia que ultimamente grassou nesta cidade; porém isso nos não pode autorizar a considerá-las uma e a mesma moléstia, nem a dar-lhes o mesmo elemento produtor, não só porque as manifestações sintomáticas entre uma e outra são mui diversas, como também porque a marcha sucessiva de seus fenômenos e as lesões anatômicas que as caracterizam são mui diferentes, e bem assim os meios terapêuticos a que cedem, e que são indicados por suas diversas manifestações sintomáticas.

Se fosse exato o princípio, de que a febre amarela é devida unicamente à mor força de infecção determinada pela ação do calórico, então se não observaria essa promiscuidade de manifestações sintomáticas benignas e graves: os casos benignos deveriam constituir sempre intermitentes benignas, e os graves perniciosas, ou febre amarela. Entretanto é o que não acontece: os casos benignos da febre amarela manifestam-se em sua invasão com os mesmos caracteres fisiológicos que os graves, e só principiam a diferençar-se, quando a moléstia passa aos outros períodos. Além disto o caráter essencial a esta moléstia é a marcha insidiosa que a distingue, sendo sempre difícil decidir, se ela é ou não benigna ou grave, visto como os casos mais benignos em aparência no princípio tomam subitamente um caráter gravíssimo, e matam prontamente os doentes.

Não deixamos de conhecer que um ponto de analogia mui grande existe entre o miasma produtor da febre amarela e o das intermitentes, por serem ambos o resultado de eflúvios devidos à decomposição de substâncias orgânicas; porém de outro lado não podemos desconhecer que outro ponto mui distinto os separa: que para o desenvolvimento da febre amarela se admite a necessidade da infecção marítima e outras condições, cuja presença se não exige para o desenvolvimento da febre intermitente, a qual reina com mais ou menos intensidade em todas as estações, em quaisquer condições atmosféricas e em quaisquer localidades, contanto que se dê a existência de eflúvios paludosos.

Esta última circunstância, a influência das localidades na produção das duas moléstias, é mui importante de notar: não há país nenhum do mundo, no qual não sejam conhecidas as febres intermitentes, no entanto que o mesmo não sucede a respeito da febre amarela, a qual parece ser partilha de certas localidades unicamente e não de outras, mesmo de algumas em que se dão circunstâncias em aparência idênticas às daquelas em que a febre amarela é frequente e quase constante em certas estações; e isto prova sem dúvida que não é só a força do calor e das outras condições em geral apontadas, como favorecendo o desenvolvimento da febre amarela, que dão maior força à influência miasmática para produzi-la; que se exige também o concurso de alguma outra cousa que por ora nos é desconhecida, e que se liga a especialidades dessas localidades.

Acresce ainda: primeiro, que as febres intermitentes atacam sem distinção aclimados e não aclimados, preferindo de ordinário aqueles, o contrário inteiramente do que se nota para a febre amarela: segundo, que as intermitentes atacam por muitas vezes o mesmo indivíduo, ficando o organismo tanto mais predisposto a contraí-la, quanto maior número de vezes a tem sofrido; no entanto que para a febre amarela não acontece o mesmo: terceiro, que nos doentes de febre intermitente predominam as hiperemias do baço e fígado ordinariamente; que nos de febre amarela, pelo contrário, as lesões do baço são raras, e as do fígado menos comuns e menos intensas que não a de outros órgãos: quarto, finalmente, que as febres intermitentes, fora do foco da infecção que as produziu, não podem constituir outro foco capaz de transmitir uma moléstia com caracteres idênticos a indivíduos sãos; no entanto que a febre amarela pode o fazer, como em outro lugar já mostramos.

Portanto cumpre, à vista de tudo quanto temos dito, reconhecer que uma moléstia é distinta da outra, visto que sua marcha, seus sintomas, suas causas eficientes, e mais que tudo seu modo de desenvolvimento são diferentes.

Outros, notando a semelhança que em certos casos há entre o desenvolvimento da febre amarela e da intermitente ou remitente, observando, além disto, que a febre amarela aparece endemicamente nos lugares em que há condições favoráveis para a produção das febres intermitentes, têm querido estabelecer uma distinção entre febre amarela e tifo icteroide, considerando a primeira como uma febre intermitente modificada pelas condições especiais que então se dão, e o segundo como o tifo europeu igualmente modificado em seus caracteres fisiológicos pelas mesmas condições. Esta distinção, baseada especialmente entre a semelhança de alguns sintomas do tifo americano e europeu, assim como na maior eleição daquele para acometer os estrangeiros recém-chegados e não aclimados, serve-lhes ainda para admitir e explicar o contágio em certos casos e negá-lo em outros.

Esta nos parece ser a opinião do nosso distinto colega e respeitável mestre o sr. dr. Manoel do Valladão Pimentel, segundo se colige das seguintes passagens de seu excelente trabalho sobre os doentes tratados no Hospício de Nossa Senhora do Livramento durante a epidemia que, no começo do ano de 1850, flagelou os habitantes desta Corte.

A febre amarela que reinou epidemicamente nesta cidade durante o outono do corrente ano ofereceu geralmente dous caracteres distintos: o primeiro foi o das febres remitentes ou intermitentes, benignas ou perniciosas, que aqui reinam endemicamente, e que se observam com maior frequência na dita estação, sendo mais comumente observado este caráter da epidemia nas pessoas nascidas no país e nos estrangeiros aclimados: o segundo caráter geral que manifestou a epidemia, em razão da grande analogia com o tifo europeu, merece bem o nome de tifo icteroide; conquanto seja este pelos autores recebido na mesma acepção e como sinônimo de febre amarela da América, denominação que nos parece mais apropriada para designar a primeira forma epidêmica.

O tifo icteroide observou-se mais frequentes vezes nos estrangeiros recém-chegados ou pouco aclimados. Admitindo esta distinção entre o tifo icteroide e a febre amarela da América, estamos longe de negar a unidade da condição epidêmica, somente consideramos tal distinção, como um fato fundado pela observação, tanto na diferença de suas causas especiais, e de predisposições individuais de um lado, como nas manifestações sintomáticas de outro.

O tifo icteroide é, em nossa opinião, o mesmo tifo europeu modificado por influências climatéricas e locais que produzem entre nós as febres intermitentes perniciosas, assim como a febre amarela é a mesma febre perniciosa endêmica nesta cidade modificada pelos miasmas típicos.

Depois mais adiante continua:

A febre amarela aparece esporadicamente, como alguns casos foram observados, mesmo antes da epidemia atual. Ela reina endemicamente em algumas cidades litorais da América do Norte, onde se observam também condições locais para a produção de febres intermitentes, cuja aparição sucede ou precede a da febre amarela, que em nenhum destes casos oferece o caráter contagioso. Todas as vezes, porém, que ela reinar epidemicamente, e se derem circunstâncias favoráveis para o desenvolvimento do tifo icteroide, o que acontece nas localidades em que a população tem crescido, e acha-se aglomerada, ou por ocasião do desembarque de tropas, ou de grande número de colonos, então nenhuma dúvida temos em admitir o contágio, como se não pode negar para o tifo europeu, e talvez com maior atividade em consequência da temperatura elevada e outras condições climatéricas.

Conquanto muito respeitemos a opinião dos sábios que assim julgam, e sobretudo a do nosso distinto e respeitável mestre, conceda-se-nos todavia não podermos concordar com o seu modo de pensar a respeito, e que digamos que não concebemos mesmo como, reconhecendo a unidade da condição epidêmica, se possam admitir distinções na natureza de uma moléstia pelo simples fato de em um caso atacar com mais frequência os aclimados que não os outros, quando reconhecemos que ela se desenvolve debaixo de condições gerais e locais idênticas; que marcha com igual força e intensidade; que muda frequentes vezes de uma forma para a outra; que oferece alterações anatômicas idênticas, e cujos caracteres fisiológicos mais salientes se confundem perfeitamente, etc.

Em nosso pensar, tifo icteroide e febre amarela não constituem mais do que uma e a mesma moléstia; não há nesta distinção mais do que uma questão puramente de nome, fundada simplesmente em certas manifestações sintomáticas, que nos não podem entretanto autorizar a fazer uma distinção nosológica, porque então o mesmo deveríamos fazer com outras muitas moléstias, as febres perniciosas mesmo por exemplo; sobretudo quando nós vemos que os casos mais simples da febre amarela podem, por um simples desvio de regímen, ou qualquer outra cousa semelhante, transformar-se logo em um caso gravíssimo, revestindo-se de caracteres inteiramente distintos, e acarretar de súbito a morte do indivíduo. Nós mesmos fomos testemunhas, na epidemia que reinou entre nós, de casos mui benignos em aparência até o terceiro e quarto dia, tomar de repente a forma do tifo icteroide, e fazer sucumbir doentes em pouco tempo, sobre os quais até então se nutriam as melhores esperanças acerca de uma terminação feliz.

Tanto é isto uma questão de nome que se, abstraindo dela, atendermos unicamente as ocorrências do momento, veremos que há na atmosfera um princípio miasmático ou cousa semelhante; que um envenenamento opera sobre uma população inteira; que uma epidemia se desenvolve sob sua influência; e que portanto forçoso é conceder que todas as moléstias, então reinantes, se ressentem da ação desse agente deletério; que os graus diversos de sua intensidade, e as diferenças de sua manifestação dependem de necessidade dos graus diferentes de força com que o miasma opera sobre cada indivíduo, do grau de susceptibilidade de cada um, de suas predisposições especiais, assim como do jogo e importância dos órgãos ou aparelhos, sobre que mais particularmente influi o princípio de intoxicação.

Outros, como Gilbert, Lind, Grimaud, Pringle, Devèze, Tommasini e alguns mais, acreditam que a febre amarela é uma febre biliosa comum levada a alto grau de intensidade. Eles fundamentam sua opinião: primeiro, na identidade dos fenômenos que caracterizam o primeiro período da febre amarela com os das febres remitentes biliosas: segundo, em que as lesões anatômicas, as causas e circunstâncias que favorecem o desenvolvimento da febre amarela são idênticas àquelas que se dão para a febre biliosa.

Tommasini, cuja excelente obra sobre a febre amarela constitui um monumento perdurável de seu saber e erudição, e um dos mais fortes sustentadores desta opinião, procura, apoiando-se na autoridade de um grande número de observadores por ele citados, mostrar que a febre amarela é a mesma febre biliosa levada ao maior grau de intensidade, baseando-se particularmente na identidade de seus sintomas, e na das causas sob cuja influência elas se desenvolvem.

Ele sustenta que a febre biliosa, do mesmo modo que a amarela, reina em lugares cuja topografia muito se assemelha, bem como quando a um intenso calor se reúne umidade na atmosfera; que elas diminuem, pelo contrário, e cessam mesmo, quando a temperatura do inverno substitui as vicissitudes do outono; e explica as diferenças dos fenômenos que se observam em um e outro caso pela diferença das predisposições individuais, e daquelas que as condições constitucionais exercem sobre o aparelho gastro-hepático dos indivíduos acometidos da moléstia.

Em sua opinião não é necessário recorrer à existência de um miasma para explicar a forma particular da moléstia, mas sim às influências constitucionais e nesta conformidade assim se exprime.

Esta moléstia depende pois da influência das condições da atmosfera que temos indicado para o que concerne à predisposição do sistema hepático aos sintomas supramencionados. Ora levado, como estou, a crer que a febre amarela tem uma origem constitucional e não miasmática (no que ele ainda enxerga um ponto de identidade entre as duas moléstias) eu acho nesta circunstância uma razão que me confirma em meu pensamento; porque esta influência constitucional unida à umidade que é capaz de predispor o sistema biliário para a moléstia, pode produzi-la completamente quando for mais enérgica; por isso que uma igual predisposição não é outra cousa mais que um fraco grau da moléstia; e conseguintemente as causas que a produzem podem igualmente determinar a enfermidade, logo que seu efeito seja mais enérgico.

Eis a gradação de atividade e de efeito que eu acho na impressão do calor unido à umidade: um ligeiro grau destas causas produz as primeiras desordens do sistema gastro-hepático, que se limitam ao que se chama predisposição, ou que constituem o mais fraco grau da enfermidade; em um grau mais elevado produzem a febre biliosa; no mais alto grau produzem a febre amarela.[2]

Não duvidando, e concedendo mesmo que os fenômenos do primeiro período da febre amarela sejam inteiramente semelhantes aos da biliosa, não entendemos todavia que daí se possa, e deva concluir para a identidade das duas moléstias; pois que parece muito natural que, sofrendo os mesmos órgãos e aparelhos nos dous casos, as expressões de seus padecimentos se manifestem em princípio por caracteres fisiológicos, se não os mesmos, pelo menos muito semelhantes.

Mas, se atendermos bem para a marcha dos fenômenos que caracterizam as duas moléstias, para as lesões anatômicas reconhecidas pelas investigações necroscópicas, e para as causas e circunstâncias que concorrem para o desenvolvimento da febre amarela e biliosa, não deixaremos de conhecer que pontos distintos as separam em seus caracteres essenciais.

Veremos, pelo lado das lesões anatômicas, que uma grande diferença existe entre a febre amarela e biliosa; que naquela predominam as alterações do tubo gastrointestinal e dos órgãos cerebroespinhais, como tivemos ocasião de conhecer pelas autopsias que se fizeram entre nós, e como se colige dos escritos publicados pelos observadores que têm presenciado a febre amarela; que após estes órgãos seguem-se os urinários, e após estes então o fígado, cujas alterações todavia são algumas vezes mui pronunciadas; entretanto que, se consultarmos a obra do próprio Tommasini já citada, veremos que na biliosa é o fígado o órgão cujas lesões preponderam, como se colige da seguinte passagem por ele escrita, referindo-se às lesões encontradas nos indivíduos, que sucumbiam a uma epidemia de febres biliosas que grassava na cidade de Parma "cor absolutamente amarela de toda a gordura, manchas lívidas na pele, particularmente dos hipocôndrios; traços certos de uma flogose gangrenosa no fígado e na porção correspondente do diafragma; gangrena mais ou menos extensa do estômago e intestinos, e turgência da vesícula félea".[3] Acresce ainda que, se levarmos nossas investigações sobre as alterações dos outros órgãos, veremos que as lesões cerebroespinhais e as do aparelho urinário não são constantes, nem tão pronunciadas na febre biliosa como na amarela; que em geral as lesões anatômicas parecem circunscrever-se naquela mais ao aparelho gastro-hepático, e nesta oferecer um caráter de generalização maior.

Além disto, se bem apreciarmos as condições que presidem ao aparecimento da febre biliosa e amarela, reconheceremos que bem que se desenvolvam debaixo de condições topográficas e climatéricas idênticas, como afirma Tommasini, sobretudo do calor e da umidade que, em seu pensar, afetam de preferência o sistema gastro-hepático, sem que contudo se possa explicar por que esta combinação seja tão nociva ao fígado e às primeiras vias, viciando tanto a secreção da bile, como a dos outros sucos digestivos,[4] contudo não são essas condições bastantes para explicar a especialidade da moléstia, como nos mostra o estudo das diferentes obras que sobre ela se têm publicado, e o conhecimento das localidades em que tem reinado.

Na verdade, se o calor, a umidade, as emanações marítimas e paludosas fossem as únicas causas do seu desenvolvimento, ela não teria sido em todos os tempos só a partilha de certas localidades do globo, como já dissemos; ela teria também já aparecido em outras partes, em que se dão todas essas condições, como veremos no estudo das causas. Tudo isto prova que ela não pode depender unicamente de causas constitucionais gerais, como pensa Tommasini; que depende também de uma condição especial que se dá nessas localidades e não em outras.

Demais se a febre biliosa, como confessam os próprios autores que sustentam esta opinião, qualquer que seja o grau de sua intensidade, não tem a propriedade de transmitir-se, e se a febre amarela, como temos feito ver no correr deste escrito, pode como tantos exemplos o comprovam, ser susceptível de transmissão, embora o seja, como alguns querem, só quando revestida dos caracteres do tifo icteroide, que em nosso pensar, o repetimos, é uma e a mesma cousa, é claro e evidente que uma difere da outra, e que portanto diferentes são os elementos que as produzem. Por todas estas razões não as podemos considerar idênticas em sua origem e natureza, nem constituindo mais do que graus diferentes de uma mesma moléstia.

Outros têm-na ainda querido considerar como uma simples modificação da febre tifoide; porém as experiências anatomopatológicas, tendo demonstrado evidentemente, que se não encontra a lesão anatômica essencial e característica da febre tifoide, reconhecida e encontrada constantemente pelos experimentos do sr. Louis e muitos outros sobre esta moléstia, a inflamação e ulceração das glândulas de Peyer, tiram todas as dúvidas, que porventura pudesse haver acerca da diferença real entre as duas moléstias.

Terminando aqui as considerações que tínhamos a expor sobre este ponto, resta-nos dizer o que pensamos acerca da natureza da febre amarela.

Em nossa opinião, é ela uma pirexia contínua ou remitente, coincidindo ou dependendo de uma gastro-êntero-hepato-encefalite, de natureza especial, devida a uma intoxicação miasmática, capaz de transmitir-se logo que circunstâncias apropriadas favoreçam sua transmissibilidade, e cuja natureza se aproxima, se não é mesmo idêntica, à do tifo europeu, modificado unicamente por circunstâncias climatéricas e topográficas.

Como porém obra essa intoxicação miasmática, ou antes qual é a primeira parte do organismo que se ressente da influência desse agente deletério, é o que por ora não podemos determinar com exatidão.

Os nossos colegas da Bahia, onde a epidemia apareceu primeiro, acreditam que o princípio deletério que produz a enfermidade ataca especialmente os centros nervosos; e viciando a hematose dá em resultado alterações patológicas diversas, segundo as predisposições especiais a cada indivíduo, e a seu gênero de vida: daí o aparecimento de sintomas de uma simples afecção do aparelho digestivo em uns, com caráter tifoide em outros, com forma apoplética em alguns.[5]

Outros médicos pensam que o elemento produtor da moléstia, influindo de uma maneira especial sobre o aparelho biliário, altera suas funções, e dá origem a secreções viciosas, produzindo o vômito negro e outros sintomas que caracterizam a moléstia. Esta opinião aproxima-se perfeitamente da daqueles que julgam a moléstia uma febre biliosa no mais alto grau de intensidade.

Outros acreditam que os miasmas podem influir ora mais sobre o sistema sanguíneo, ora sobre o nervoso. "Tem-se observado", diz o sr. Thomas,[6]

> que os moços sanguíneos e vigorosos são mais dispostos, *cœteris paribus*, a contrair a febre amarela que os de constituição

diferente e oposta, prova de que os miasmas, que a produzem, obram em geral irritando primeiro os sistemas sanguíneo e muscular. Entretanto não podemos deixar de admitir que, em certas epidemias, sua ação principal se dirige primeiro sobre o sistema nervoso, como o tenho visto em Nova Orleans em 1837 e 1839, a ponto de, em um relatório da epidemia de 1837 que dirigi para Paris ao meu finado amigo Chervin, retratar-me de minhas opiniões emitidas contra esta influência nervosa primitiva em 1823.

Outros finalmente julgam, que o elemento miasmático altera profundamente os princípios elementares do sangue; que se efetua um verdadeiro envenenamento, cuja natureza incógnita é a principal causa da dificuldade da terapêutica, e do mau êxito de quase todos os meios empregados contra a moléstia, quando se patenteia com fenômenos graves.

Qualquer destas opiniões pode-se considerar como mais ou menos provável; porém nós abraçamos de preferência a última, como aquela que melhor satisfaz ao espírito.

Por ela explicam-se perfeitamente os sintomas que caracterizam a moléstia, assim como a falta de crosta inflamatória no sangue extraído pela sangria, e sua fraca coagulação; explica-se o vômito negro e a diarreia da mesma natureza, que não são outra cousa mais do que sangue exsudado pela mucosa gastrointestinal, e misturado a sucos alterados do estômago, e não bile, como alguns querem admitir: por ela, enfim, ainda se explicam as hemorragias passivas pelas superfícies mucosas e pelas picadas das sanguessugas, bem como a decomposição pronta dos cadáveres, e sua amarelidão antes e depois da morte, a qual, longe de ser devida à presença da bile, é, pelo contrário, o produto de uma extravasação sanguínea, como nas equimoses.

———

1 *Tratado das febres*, por Grimaud (t. 2.º).

2 Lede a primeira e quinta parte da obra de Tommasini traduzida para a língua francesa por A. M. D. D. M. intitulada — *Experiências patológicas sobre a febre de Livourne em 1804, sobre a febre amarela da América, e as moléstias que lhe são análogas.*

3 Vede obra citada § 48, p. 79.

4 Vede obra citada § 162, p. 365.

5 Vede o parecer do conselho de salubridade da Bahia em outro lugar transcrito.

6 Lede obra citada p. 21.

VII.

CAUSAS DA MOLÉSTIA

Pouco nos demoraremos sobre esta matéria, porque das considerações aqui expendidas já se poderá pouco mais ou menos ajuizar quais foram as causas que, em nossa opinião, concorreram para o desenvolvimento da epidemia.

Elas se reduzem, de um lado, ao calor ardente que reinou nesta cidade durante os últimos meses do ano de 1849, reunido a certo grau de umidade constante em nosso clima; a falta de virações tão comuns entre nós para tarde, e que não pouco contribuem para refrescar a atmosfera, e moderar os efeitos resultantes do calor ardente, que nos atormenta durante a estação quente, finalmente as modificações profundas no estado elétrico da atmosfera, mostrando-se o ar constantemente abafado e pesado: de outro lado, o ingresso d'africanos atacados de moléstias mais ou menos graves e mortíferas, desenvolvidas a bordo, quer em alto-mar, quer nas Costas d'África e ali endêmicas; seu amontoamento no meio da população, acrescentando novos focos de infecção aos já entre nós existentes; o desembarque constante de estrangeiros, vindos de portos nos quais grassavam moléstias epidêmicas mais ou menos graves; as emanações mefíticas desenvolvidas, pelo excesso do calor, em grande escala dos pauis, charcos, valas, praias imundas, e outros focos de emanações deletérias que a cada passo se encontram nesta cidade, bem como desse número extraordinário de pequenos focos de infecção, constituídos pelas embarcações mercantes carregadas de passageiros, que fundeavam todos os dias no nosso porto, sobretudo aquelas que iam com destino à Califórnia, cuja falta de asseio e limpeza era tal, que não somos exagerados dizendo que parece incrível que homens pudessem viver no meio de tanta imundícia, como em algumas delas se encontrava.

Porém de todas as causas, aquela que nos parece ter especialmente concorrido para atear o desenvolvimento da epidemia, e lhe dado o tipo especial que ofereceu, foi por sem dúvida a chegada dos navios vindos dos portos infectados da Bahia, e sua admissão à livre prática sem primeiro serem submetidos ao preceito das quarentenas, como o exigia a nossa segurança, e o estado pouco propício de salubridade da capital, à vista das condições climatéricas então observadas.

E tanto mais nos parece provável este nosso modo de pensar, quanto vimos que foi só depois de a moléstia se desenvolver em alguns marinheiros vindos dos portos da Bahia, que ela começou a manifestar-se entre nós, quando até aí eram as febres intermitentes ou remitentes, benignas ou perniciosas, que apareciam, as quais são próprias da estação em que nos achávamos, e costumam grassar aqui por esse tempo com maior ou menor intensidade, mesmo quando por acaso se dão condições mais ou menos idênticas às do ano a que nos referimos.

São estas em geral as causas que igualmente todos os observadores, que têm visto e estudado a febre amarela, consideram como mais aptas a favorecer seu desenvolvimento; pois não há um só que não afirme que o calor excessivo reunido a certo grau de umidade; a exposição ao ardor do sol; as grandes fadigas corporais; a infecção marítima; as emanações paludosas, etc., contribuem fortemente para fazer desenvolver uma semelhante enfermidade; porém o calor e umidade a que dão todos tanta importância, fazendo representar o mais importante papel na sua produção, não podem ser considerados mais do que como causas ocasionais, e nunca como eficientes.

A causa eficiente e especial da moléstia, aquela que se pode chamar essencial, nos é inteiramente desconhecida, como as de todas as moléstias epidêmicas ou contagiosas, as quais só se deixam apreciar por seus efeitos sobre o organismo. O que unicamente podemos dizer a tal respeito, é que ela consiste em um princípio miasmático, *sui generis*, resultante da decomposição de substâncias orgânicas vegetais e animais, princípio miasmático para cujo desenvolvimento se exige certo grau de calor e umidade unido a condições especiais de localidade, como parece demonstrar a observação.[1]

Sustentando que o calor unido a certo grau de umidade, e até certo ponto as emanações paludosas não são causas eficientes da moléstia, não fazemos mais do que emitir uma opinião fundada no estudo e apreciação dos fatos referidos por inúmeros escritores, que têm estudado a febre amarela e as condições em que ela se manifesta. Na verdade, se examinarmos com um pouco de atenção a história desta enfermidade nos diferentes países, e procurarmos comparar as condições climatéricas e topográficas desses com as de outros, reconheceremos que alguns há tanto ou mais quentes do que aqueles em que é ela comum, e que entretanto nunca foram por ela assaltados; assim como que muitos há tão cheios de pauis e outros focos de emanações deletérias, como os que tem ela assolado em diversos tempos, segundo o testemunho de alguns observadores, nos quais todavia não tem jamais aparecido.

Um médico americano, John Wilson, observando que ela se desenvolvia a bordo dos navios, longe dos continentes e durante o curso de qualquer viagem, entendeu que a decomposição das madeiras exercia qualquer influência sobre isto. Passando, pois, a estudar algumas localidades das Índias Ocidentais notou, diz ele, que os *palétuviers* (espécie de arbusto de mangue do gênero Rhizophora) abundavam nos lugares em que a febre amarela aparecia, e que estes vegetais alternativamente cobertos e descobertos pelo fluxo e refluxo das águas eram, sob a ação de um sol ardente submetidos a uma decomposição rápida; acrescentou ainda, que nos Estados Unidos a febre amarela principiava sempre pelo porto e na direção dos molhes, onde há muitas construções de madeiras, e daí concluiu, que a decomposição influía poderosamente em seu desenvolvimento.

Uma tal opinião nos parece muito especiosa e com pouco fundamento; porquanto a ser assim como pensa o autor citado, do mesmo modo que esta decomposição dá semelhante resultado nos Estados Unidos, Antilhas, Senegal, México e outros países, onde frequentemente grassa a febre amarela, assim também o deveria produzir nas Índias Orientais, no Egito, Síria e outros lugares, onde o calor não é menos intenso que nos países precedentemente apontados. Entretanto não é isso que se tem observado.

Demais é fato reconhecido pelo testemunho de alguns escritores que os navios, que partem do cabo da Boa Esperança para as costas do Coromandel ou Malabar, não são assaltados pela febre amarela; no entanto que aqueles que se dirigem de Jamaica para Havana são frequentemente por ela acometidos.

Tudo isto nos parece provar indubitavelmente que ela não depende só dessas causas; que há nas localidades em que ela reina alguma cousa de particular, que certamente falta nos outros lugares nos quais ela não aparece, bem que condições à primeira vista idênticas neles se observem.

Ela atacou os habitantes desta cidade sem distinção de idades nem de condições; porém foi muito mais frequente e mais grave dos quinze aos trinta anos, mais nos homens que não nas mulheres, mais nos não aclimados, e que tinham pouco tempo de residência no país, que nos aclimados e naturais, excepto para os que chegavam das províncias do interior; pois nenhum prático deixou de notar a gravidade com que ela acometia quase sempre os filhos de Minas e São Paulo, dos quais não poucos foram vítimas.

A falta de aclimamento é sem dúvida uma das condições que mais influem para a gravidade da moléstia, segundo o testemunho de todos os observadores que têm estudado a febre amarela, e segundo mesmo o que se observou entre nós, em que a mor parte dos indivíduos que se achavam neste caso foram vítimas; e isso explica-se facilmente pela falta do hábito às influências climatéricas. Seria muito conveniente no interesse de qualquer país, e para o estabelecimento de medidas higiênicas adequadas, determinar o tempo necessário para qualquer se considerar aclimado. É porém o que ainda se não tem feito, nem jamais se poderá alcançar, não só porque o tempo preciso para isso deve variar segundo os hábitos e a residência que o indivíduo escolher no novo país para onde for habitar, como também pela maior ou menor identidade do novo clima com o de seu país natal. Todavia, com relação ao que entre nós se passou, podemos, guiando-nos pelo trabalho estatístico do ilustre professor o sr. dr. Valladão, estabelecer que o estrangeiro, que entre nós residir há cinco anos, oferece um grau de aclimamento igual ao dos naturais do país, e está tão apto como estes a contrair a moléstia.

Quanto, porém, à maior frequência e gravidade nos homens que não nas mulheres, é por ora um ponto que nos não parece definitivamente resolvido; e quando verdadeiro fosse, não era necessário enxergar nisso uma maior predileção na moléstia para atacar antes um sexo do que o outro. O fenômeno é explicável pelas próprias influências, a que se acham submetidos os dous sexos; porquanto o homem, sujeitando-se mais a todas as influências que contribuem para a intensidade e desenvolvimento do mal, acha-se por isso mesmo apto a ser atacado com mais frequência e gravidade que não a mulher, cujos hábitos, gênero de vida, e profissões em geral a poupam da exposição ao sol, dos trabalhos ativos, das grandes fadigas corporais, que são as causas que mais favorecem o aparecimento da enfermidade.

O sr. Thomas[2] referindo-se a este ponto, exprime-se do modo seguinte:

Quanto ao sexo, é opinião geral que os homens são mais predispostos que não as mulheres: não partilho tal opinião senão até certo ponto, crendo que se tem exagerado a diferença que a este respeito há entre os dous sexos. Esta modificação em minhas ideias me tem sido sobretudo sugerida pela epidemia de 1841, na qual observei que as mulheres, principalmente nas primeiras semanas, foram mais vitimadas do que os homens, embora depois a moléstia predominasse nestes.

Não estou, pois, muito longe de pensar, que o grande predomínio dos casos assinalados nestes últimos pelos autores depende em parte de que os homens são sempre em maior número que não as mulheres nos lugares em que a febre amarela exerce seus estragos, e em parte de que eles se expõem mais a contraí-la; porém estou convencido por experiência que é ela em geral menos grave no outro sexo que não no nosso, e que o mesmo sucede para com as crianças.

No Rio de Janeiro a moléstia, sobretudo em seu começo, foi muito menos frequente nas crianças que não em qualquer outra idade; mas foi proporcionalmente no auge da epidemia mui grave nelas; e frequentes vezes coincidiu com as convulsões, o vômito negro e outros fenômenos, os quais davam à enfermidade uma marcha muito rápida e prontamente funesta.

Uma cousa, porém, digna de atender-se nesta epidemia foi o ter ela atacado quase geralmente os africanos e crioulos, posto que pela maior parte em grau pouco intenso, principiando quase sempre no seio das famílias por eles, especialmente pelos que eram ocupados fora de casa, sem dúvida por se acharem mais expostos às influências epidêmicas.

Esta circunstância é tanto mais essencial e digna de reparo, quanto mostra a predileção que tem esta moléstia para atacar esta classe da nossa população, o contrário inteiramente do que se tem observado nas epidemias de escarlatina que entre nós têm grassado, nas quais pode-se dizer, sem medo de errar, que a moléstia em geral atacou apenas alguns crioulos de pouca idade, bem como as pretas ocupadas no serviço doméstico, e isso mesmo limitando-se as mais das vezes simplesmente à angina.

Ela estabelece portanto um ponto de contacto entre a epidemia a que nos referimos e a da febre reumática que, há anos, reinou nesta cidade, e que foi vulgarmente denominada "polca", pela qual eles foram igualmente muito acometidos. A analogia entre as duas moléstias foi tão frisante que, se compararmos os fenômenos de que ela então se revestiu, e cuja descrição se poderá encontrar nas discussões da Academia desse tempo, insertas no seu jornal, com os dos casos benignos da última epidemia, veremos que a única diferença que entre elas houve foi, que naquela observou-se sempre, ou quase sempre, dores agudas nas pequenas articulações dos dedos, e a continuação destas e um sentimento de debilidade e torpor dos membros por muito tempo, o que de ordinário se não notou na atual, na qual ainda houve de particular o atacar ela de preferência os estrangeiros recém-chegados e pouco aclimados, assim como os indivíduos de profissão marítima, e oferecer neles um grau de intensidade muito superior a quaisquer outros indivíduos.

Portanto, não obstante essas pequenas diferenças, quem, comparando os pontos de contacto que ligam as duas epidemias, não só por seus sintomas, como pelas condições climatéricas, sob cuja influência se desenvolveram, poderá afirmar que, se outras causas que para esta contribuíram, então se dessem, não se teria desenvolvido a febre amarela? Cremos que ninguém.

E não será isso mais uma razão para sustentarmos a ideia da importação? Acreditamos que sim, e que só ela e outras circunstâncias estranhas às nossas condições climatéricas e topográficas foram que deram à epidemia o tipo especial que a caracterizou, influindo-se e modificando-se reciprocamente. E tanto é isto provável e mesmo admissível, que, se nós atendermos para as condições que presidiram à epidemia atrasada, com relação ao que nos diz respeito, veremos que, como esta, coincidiu com um calor excessivo, com alterações importantes no estado elétrico de nossa atmosfera, com uma seca mais ou menos durável, com escassez das virações, etc., se não em tão intenso grau como na epidemia de 1849 e 1850, também pouco inferior ao desta. Entretanto uma só vez, mesmo nos casos graves, não vimos a moléstia revestir-se dos caracteres especiais à febre amarela.

Terminando aqui quanto tínhamos a expor sobre as causas que concorreram para o aparecimento da moléstia nesta Corte, passaremos agora ao estudo dos sintomas nos diversos graus em que ela se manifestou, o que fará objeto do capítulo que se segue.

---

1 Os observadores não estão de acordo sobre o grau de temperatura em que se pode desenvolver a febre amarela. O maior número admite que são necessários 26 a 27 graus centígrados. O sr. Aubert diz tê-la observado, marcando o termômetro quinze graus centígrados. Arejula diz tê-la visto em Cádiz, marcando o termômetro treze graus só. Todos porém mais ou menos concordam que ele a não produz sem o concurso de umidade e de um foco de infecção.

2 Vede obra citada p. 21.

VIII.

SINTOMAS, MARCHA E TERMINAÇÃO DA MOLÉSTIA[1]

A moléstia em geral, como em todos os países, anunciou-se quase sempre subitamente, e sem precedência dos fenômenos especiais que de ordinário caracterizam a invasão de qualquer moléstia aguda. Ela atacou todas as pessoas sem distinção de classes, e em qualquer condição em que se achavam; assim sobrevinha, quer estando o indivíduo em repouso e sem esperá-la, quer no meio das ocupações ordinárias da vida e durante o sono; porém quase sempre sem ser precedida por fenômeno algum precursor, e acometendo de preferência os estrangeiros não aclimados, e excedendo poucas vezes do primeiro período nos africanos e crioulos.

Algumas vezes, entretanto, fenômenos precursores apareciam, caracterizando-se por indisposição geral, torpor ou cansaço nos membros superiores e inferiores, tonteiras, pequena dor, ou apenas peso de cabeça, às vezes dor nos lombos e na nuca, horripilações, pouco apetite, língua saburrosa, alguma sede, constipação em uns, diarreia fraca em outros, porém em pequeno número.

A estes sintomas, cuja duração, quando existentes, era de um a três dias, seguiam-se aqueles que marcavam a invasão da moléstia ou seu primeiro período. Antes, porém, de principiarmos sua exposição, diremos que a moléstia ofereceu fenômenos tão variáveis que se pode, sem temor de errar, afirmar que poucos doentes houve, em que os fenômenos observados fossem inteiramente semelhantes, assim como que raras vezes se podiam marcar períodos distintos em sua marcha e sucessão, sobretudo nos casos graves, e que levaram prontamente os doentes à sepultura.

Não se pode, entretanto, desconhecer que, nos casos mais regulares, a enfermidade ofereceu três períodos distintos, caracterizando-se o primeiro por fenômenos de reação bastante pronunciada; o segundo pelo predomínio das desordens da inervação; o terceiro pelo aniquilamento desta função, e um estado de desorganização geral.

PRIMEIRO PERÍODO

De ordinário, fosse a moléstia ou não precedida de sintomas precursores, manifestava-se de noite, e sobretudo pela manhã, no momento de levantarem-se os doentes, para entregarem-se às suas ocupações ordinárias; e então os primeiros incômodos que sentiam eram uma forte horripilação ou calafrio, inteiramente semelhante ao que anuncia o assalto do paroxismo de uma febre intermitente ou remitente, com ou sem dor de cabeça, náuseas, vômitos ou mucosos, ou de alimentos, pulso concentrado, pequeno e frequente, e extremos frios.

A este estado variável em duração e intensidade, segundo disposições individuais ou quaisquer outras, seguia-se o aparecimento de dor de cabeça quase sempre mui intensa, atacando especialmente a região supraorbitária, a nuca e têmporas, sobretudo os dous primeiros pontos; dores contusivas análogas às do reumatismo, e às vezes mesmo verdadeiras câimbras nas pernas e coxas, às quais antecediam ou sucediam dores na região lombar, na coluna vertebral, nas regiões ilíacas e virilhas, mormente nesta última parte.

Depois disto manifestava-se o calor febril, em uns devagar, em outros quase de repente, e acometendo logo toda a periferia; o hálito dos doentes era quente, a respiração como oprimida, o pulso às vezes duro, cheio e frequente, outras vezes só cheio e frequente. A face tornava-se animada, e como túrgida, as conjuntivas injetadas, as artérias temporais salientes e batendo com força; o calor era às vezes tão intenso, que já de longe incomodava o observador que se aproximava do doente; a cefalalgia em alguns aumentava em proporção ao acréscimo dos fenômenos de reação, em outros pelo contrário diminuía; porém o mesmo não acontecia para com as dores lombares e das virilhas: estas se pronunciavam então quase sempre mais, e forçavam o paciente a revolver-se a miúdo no seu leito, para ver se alcançava uma posição mais suportável, e que lhe desse algum descanso.

A língua era no princípio pálida, larga, úmida e trêmula; depois tornava-se mais ou menos rubra nas margens, e conspurcada de saburra branca ou amarelada, quase sempre branca; em alguns doentes enfim era seca e com faixa de rubor escuro na linha mediana. Vômitos de matérias mucosas e biliosas ora simples, ora misturadas com raios de sangue e flocos trigueiros ou negros apareciam em alguns doentes; em outros só náuseas; em outros, mas em número muito pequeno, o vômito negro mais ou menos copioso, quer sucedendo, quer antecedendo aos vômitos biliosos. Alguns doentes tinham grande sede, outros pelo contrário nenhuma, e recusavam mesmo qualquer bebida com medo de provocar o vômito, que muito os atormentava.

O ventre era em geral flexível e pouco sensível em princípio; depois tornava-se tenso e sensível pela pressão, ou sem esta, particularmente no epigástrio e hipocôndrio direito, o que era notado com especialidade nos casos de vômitos repetidos, acusando os doentes a sensação como de uma barra, que os oprimia de um a outro hipocôndrio.

Notava-se quase sempre constipação rebelde, e só em casos excepcionais havia diarreia; as urinas eram poucas e carregadas, a pele seca e urente, sobretudo no ventre e fronte.

Alguns doentes, apesar do intenso calor que se lhes notava, mesmo aqueles em que se elevava a ponto de incomodar as pessoas que a eles se chegavam, tinham a cautela de se conservarem muito agasalhados, para evitarem o frio desagradável que sentiam, logo que qualquer parte do seu corpo se descobria.

Este fenômeno era tanto mais sensível e mais comum, quanto mais grave deveria ser ulteriormente o estado dos doentes, e quase sempre denotava que a moléstia se não terminaria no primeiro período; que passaria aos outros, mormente quando se não desenvolvia a transpiração, ou quando, apesar desta, os fenômenos febris continuavam com a mesma intensidade depois das primeiras 24 ou 48 horas.

Estes sintomas, que em geral caracterizavam o primeiro período da moléstia, e no qual às vezes ela terminava, nem sempre seguiam a mesma marcha, nem tinham a mesma duração e força. Em alguns doentes, depois de 48 horas, 24, ou mesmo menos, desapareciam, como por um esforço crítico caracterizado por alguma epistaxe, ou por suor mais ou menos abundante, quer espontâneo, quer desafiado por bebidas quentes e diaforéticas.

Em outros, porém, não acontecia o mesmo; a febre cessava com efeito no fim do tempo marcado; porém os doentes continuavam a sentir-se incomodados, experimentando um sentimento de entorpecimento ou fraqueza geral, dor ou peso de cabeça, língua saburrosa, fastio, constipação, náuseas, ou mesmo vômitos de todas as substâncias ingestas, fenômenos que duravam dous, três, e quatro dias, sem que o estado dos doentes inspirasse receios, e após os quais principiava a convalescença, sendo esta precedida de evacuações copiosas de câmaras moles ou líquidas, espontâneas ou provocadas por clisteres e bebidas laxativas.

Bem que esta terminação fosse aquela que mais vezes se notou nos casos benignos, todavia outras mais ou menos frequentes e igualmente felizes, posto que não tão prontas, tinham lugar, e cumpre-nos sobre elas dizer duas palavras. Em alguns doentes o movimento febril persistia por mais ou menos tempo, porém sem caráter de gravidade; a dor nos membros, na cabeça, a falta de apetite, uma diarreia biliosa fraca, e indisposição geral continuavam a perseguir os doentes, sem que entretanto se pudesse considerar grave o seu estado, nem a moléstia fizesse a transição para outros períodos.

Em outros a calorificação baixava sensivelmente durante a convalescença, e assim persistia por dias, coincidindo com isto suor frio geral, dando ao estado dos doentes uma similitude perfeita com o das febres intermitentes álgidas. E doentes houve, em que o suor aparecia só de noite, e terminava pela madrugada, ainda mesmo depois de já estarem restabelecidos e entregues às suas ocupações ordinárias.

Estas últimas terminações, se não foram tão frequentes e suficientes para constituírem um dos caracteres essenciais da resolução da moléstia, foram ainda em grande número, para que merecessem aqui uma menção especial; porquanto não só fazem reconhecer a malignidade da enfermidade, mas ainda porque era em tais condições que as recaídas eram frequentes por qualquer abuso cometido contra os preceitos higiênicos, sobretudo com relação à alimentação.

Tais foram as formas mais constantes e a marcha mais comum da febre benigna, que atacou os nacionais e estrangeiros aclimados. Entretanto ainda nestes casos notou-se não poucas vezes que, depois do primeiro acesso, e quando tudo parecia mostrar que o equilíbrio orgânico começava a restabelecer-se, os fenômenos febris reapareciam quase sempre para o terceiro dia pela manhã, começando pela cefalalgia, à qual sucedia-se um novo acesso, que acabava por suor brando ou sem ele, para se reproduzir nos dias seguintes, simulando verdadeiros acessos de febre intermitente, sem que o estado dos doentes se agravasse, ou então para anunciar a invasão dos outros períodos da moléstia, que em muitos casos assim começou.

Esta forma como intermitente foi mais vezes encontrada do fim de março por diante: e nessa ocasião notou-se também que a moléstia coincidia mais vezes com diarreia no começo de seu desenvolvimento, e com fenômenos tifoídeos, e de remitentes perniciosas nos casos graves.

SEGUNDO PERÍODO

Nem sempre a moléstia terminou no período que acabamos de descrever, ou porque a crise pelos suores e evacuações fosse insuficiente para vencer a ação dos elementos desorganizadores, e operar a resolução do mal, ou por condições pouco favoráveis da parte dos doentes, ou por se não sujeitarem eles com tempo e oportunidade a um tratamento regular e conveniente.

Então via-se ela passar ao segundo período, principiando a desenvolver-se seus fenômenos, característicos, em geral do segundo e terceiro dia em diante, seguindo a marcha que vamos expor, e oferecendo formas e manifestações diferentes, segundo as disposições especiais a cada indivíduo, e o predomínio dos órgãos ou aparelhos mais lesados, formas e manifestações que muito importa serem notadas pelas modificações terapêuticas que reclamavam. Para evitar, porém, cair em repetições fastidiosas, e podermos guardar certa ordem e método na descrição dos variados e importantes fenômenos que caracterizavam este período, descreveremos em primeiro lugar os fenômenos de sua invasão e comuns a todas as formas, para depois ocuparmo-nos com a exposição especial das formas mais predominantes que se encontraram no correr da epidemia, e que se podem resumir nas seguintes: hemorrágica, tifoide, delirante, convulsiva, sincopal, álgida, e comatosa ou apopletiforme.

Em geral os sintomas característicos do segundo período se manifestavam após uma calma ou remissão aparente, e cuja duração variava de horas a um dia e mais, calma às vezes tão perfeita que não só enganava os doentes, que se julgavam curados, mas mesmo ao médico, que a confundia muitas vezes com a resolução dos casos benignos. Outras vezes porém, e era este o fato mais comum, certos fenômenos persistiam, e faziam logo presumir, se não mesmo acreditar, como certo o desenvolvimento do segundo período: tais eram, a insônia, o desassossego de espírito, indisposição geral, as modorras, a continuação da dor de cabeça, o olhar triste e lânguido, a prostração de forças, o decúbito em supinação, a opressão da respiração, a persistência do movimento febril, a sede intensa, o tremor e secura da língua, a encrustação dos lábios, e expectoração difícil com esforço de vômito, os arrotos amiudados, a injeção das conjuntivas com alguma amarelidão, urinas escassas e carregadas, sentimento de constrição no esôfago, calor intenso no estômago, e sentimento de angústia no mesmo lugar.

Em algumas condições, porém mais raras, em vez dos próromos que havemos exposto, eram os sintomas do primeiro período que se reproduziam, simulando perfeitamente a marcha de uma febre intermitente grave ou remitente com exacerbações noturnas; e ao terceiro paroxismo ordinariamente se patenteavam os sintomas característicos do segundo período.

Em qualquer dos casos apontados a marcha dos sintomas era mui variável; umas vezes apareciam de um modo súbito, e com toda a gravidade possível, como quase sempre aconteceu naquelas condições em que a enfermidade ofereceu uma marcha rápida e prontamente funesta; ou devagar e gradualmente, como se notou nas condições em que pelo contrário a marcha da moléstia foi de longa duração, como, por exemplo, na forma tifoídea, na qual seus principais sintomas grande analogia ofereciam com os da febre tifoide propriamente dita, assim como em alguns casos da forma hemorrágica.

De ordinário a invasão do segundo período era caracterizada pelo desaparecimento súbito ou lento do suor da remissão, tornando-se a pele seca e urente, mormente para a testa, e por desordens importantes nas funções digestivas, da circulação, e inervação.

O pulso tornava-se mais frequente e mole, e poucas vezes era cheio e duro, a respiração mais frequente e cansada, a sede intensa, a língua ora rubra nas margens e saburrosa no centro, ora perfeitamente limpa e no estado quase natural, ora lisa, seca, contraída e como gretada; os vômitos voltavam, ou continuavam se ainda persistiam, consistindo então na rejeição, ora de bile amarelada e esverdinhada, ora de mucosidades mais ou menos espessas de mistura com raios de sangue, sangue vivo ou negro, ora de um líquido da cor de chá carregado, ou verde-escuro quase negro, que se conhecia entretanto ser ainda completamente constituído por matéria biliosa, ora finalmente de líquido com o aspecto de chocolate sem espuma, d'água tendo de mistura café moído, borra de vinho, fragmentos de papel queimado; enfim em casos menos frequentes assemelhava-se perfeitamente a tinta de escrever e a alcatrão. Em todos estes casos os vômitos eram quase sempre precedidos ou acompanhados de soluços mais ou menos violentos, entretanto algumas vezes estes não existiam, ou não apareciam senão muito tarde.

Os vômitos negros ou escuros podiam ser precedidos de vômitos biliosos, e era o fato mais geralmente observado; porém muitas vezes eles se mostravam tais desde a invasão do segundo período, ou pouco mais tarde; precedendo-lhes quase sempre grandes ânsias, opressão e sentimento de constrição precordial, sensação de bolo incômodo no estômago, e de um sofrer inexprimível para o orifício cardíaco, ao qual os doentes atribuíam a rejeição dos líquidos ingeridos. Estes dous últimos sintomas constituíam sem dúvida um sinal de bastante gravidade, e quando desde o começo da enfermidade eram observados, como não poucas vezes acontecia, sobretudo nos indivíduos não aclimados, era quase sinal infalível de terminação fatal mais ou menos pronta e certa.

Em alguns doentes, e estes eram por certo os que mais tormentos sofriam, os vômitos se reproduziam a miúdo, com grandes esforços e ânsias mortais, rejeitando eles todos os líquidos ingeridos, ainda mesmo a água em doses extremamente pequenas, de modo que lhes não era possível mitigar a sede que os devorava, o que aumentava suas aflições e a gravidade de sua situação. Em outros, pelo contrário, se efetuavam com intervalos longos, conservando-se só das bebidas ingeridas os remédios, os quais ao fim de meia hora, uma, e às vezes mais eram rejeitados conjuntamente com a matéria do vômito.

A região epigástrica tornava-se mais tensa e dolorosa, e a pressão mais insignificante era insuportável; o fígado às vezes excedendo as falsas costelas, o resto do ventre ou mole e insensível, ou tenso e meteorizado, as evacuações ou poucas ou copiosas, biliosas, ou da cor da matéria do vômito, com que coincidiam, sucediam ou precediam, e algumas vezes de um fétido insuportável; os soluços se exacerbavam, e tornavam-se incômodos bastante; as urinas diminuíam insensivelmente, ou mesmo se suprimiam, coincidindo este fenômeno umas vezes com dor intensa na região hipogástrica e plenitude sensível da bexiga, outras vezes sem nenhum destes fenômenos.

Então as formas da moléstia se tornavam patentes; e os fenômenos sucessivos de sua marcha ofereciam alguma diferença, segundo a forma que mais predominava. Em uns era a forma hemorrágica que se manifestava: então uma exsudação sanguínea aparecia pelas ventas, gengivas e mucosa bucal, ou mesmo uma hemorragia mais ou menos abundante, e rebelde a todos os meios contra ela empregados, acompanhando-a vômitos e evacuações de sangue.

Esta hemorragia fazia-se igualmente pelas picadas das sanguessugas, pelos ouvidos, olhos, uretra e vagina; e este último fenômeno era tão frequente, que a mor parte das mulheres acometidas da febre o acusavam desde o terceiro e quarto dia, e às vezes antes, julgando ser o aparecimento do fluxo menstrual, e isto mesmo nos casos benignos, assim como em todas as formas da moléstia, chegando em algumas a ser o sintoma precursor do desenvolvimento da enfermidade.

O pulso nestes casos tornava-se mui fraco, pequeno e depressível, o calor da pele extremamente diminuído, a respiração de ordinário lenta e tranquila, as extremidades muito frias, a testa, os lados do pescoço e as conjuntivas mais ou menos amareladas, as urinas poucas, coradas, vermelhas ou escuras, ou mesmo de um amarelo açafroado, ou enfim suprimidas.

Era esta uma das formas da moléstia que apresentava o aspecto mais desolador e horrível; e os doentes eram em geral indiferentes ao seu estado, conservando-se tranquilos e sossegados quase sempre até os últimos momentos da existência.

Em outras circunstâncias era a forma delirante que se ostentava. Então os doentes eram inquietos, agitados, gemiam constantemente, gritavam, tornavam-se irascíveis, recusavam todos os remédios que se lhes davam, custavam a deixar-se examinar; sobrevinha-lhes o delírio mais ou menos violento, ou o subdelírio, quer precedendo, quer sucedendo ao vômito negro: e doentes mesmo houve em que sintomas hidrofóbicos mais ou menos bem caracterizados se declararam.

Em outros doentes, em vez destes fenômenos, foram os tremores gerais, os sobressaltos de tendões, as convulsões parciais ou gerais, e mesmo espasmos tetânicos os que predominaram, constituindo a forma convulsiva. Estas convulsões, podendo aparecer em qualquer ocasião, coincidiam quase sempre com os esforços do vômito, e acabavam por um estado como de coma, ou por uma síncope mais ou menos duradoura, como tivemos ocasião de observar por vezes.

Esta última forma, convulsiva, era especialmente observada nos indivíduos de uma constituição nervosa, nas crianças, e nas pessoas musculosas; e segundo nossa observação coincidiu mais vezes com o vômito cor de chocolate, mais comum nas mulheres, e nos indivíduos de uma organização delicada, assim como nos pareceu ser mais frequente naquelas pessoas que pouco lançavam, apesar dos repetidos esforços do vômito.

A estas duas formas sucedia frequentes vezes a comatosa ou apopletiforme, a qual entretanto, sobretudo nas pessoas de maior idade, se manifestava bastantes vezes desde a invasão do segundo período, ou mesmo desde o aparecimento da moléstia, caracterizando-se por sonolência ou modorra profunda, da qual os doentes despertavam com alguma dificuldade, respondiam com vagar e incoerência às questões que se lhes faziam, e caíam logo no estado comatoso.

Nesta forma os vômitos eram pouco frequentes, e quase sempre as matérias vomitadas eram lançadas sem esforço e como por regurgitação sobre a cama, travesseiros e cobertas, e sem que os doentes saíssem do estado de letargo em que existiam; entretanto alguns como que despertavam nessa ocasião, para cair logo depois no estado de coma mais ou menos profundo e estertoroso.

A forma álgida, que era aquela por que acabava a moléstia em todos os casos de terminação fatal, podia se manifestar logo na invasão do segundo período, ou mesmo no princípio da enfermidade, constituindo o seu caráter essencial. A algidez caracterizava-se por dous modos distintos; ou ela aparecia depois de um paroxismo terminado por suores frios copiosos como nas febres perniciosas álgidas, o que não era mui frequente, ou então, e era o caso mais comum, começava pelo arrefecimento dos extremos, arrefecimento que ganhava mais ou menos depressa toda a superfície cutânea, segundo a maior ou menor violência dos sintomas que com ele coincidiam.

Nesta espécie o pulso era sempre pequeno, concentrado, irregular e intermitente; a respiração umas vezes mais lenta que de ordinário, outras vezes acelerada; a face pálida, e bem assim o resto do corpo, sobretudo quando com ela concorria a forma hemorrágica, ou então de um amarelo mais ou menos carregado; os vômitos ora eram acompanhados de ânsias e aflições insuportáveis, ora efetuados sem esforço, e seguidos de extrema prostração, e de um estado como sincopal, coincidindo com soluços mais ou menos incômodos, ou sem estes; a inteligência de ordinário conservava-se perfeita até os últimos momentos da vida, ou apenas um delírio ou subdelírio pouco notável se observava, o qual desaparecia ao aproximar-se a hora do passamento.

A forma tifoide foi também uma daquelas que se manifestaram com frequência no curso da epidemia, sobretudo em sua declinação, e quando a moléstia principiou por ter uma marcha menos rápida e de mais duração.

Nesta forma desde o princípio se manifestavam alguns sintomas que a indicavam, ou a faziam presumir; tais eram, a duração mais prolongada dos fenômenos febris, o rubor intenso das conjuntivas, o estupor da fisionomia, e algumas vezes o gargarejo das fossas ilíacas, da direita com especialidade.

A remissão que separava o primeiro do segundo período era mui curta e incompleta, ou antes a febre oferecia o caráter subintrante; o suor era fugaz e parcial, a pele umas vezes seca e urente, outras na temperatura natural, bem que o pulso fosse cheio, vivo e frequente.

Ligeiras epistaxes sem melhoras no estado geral, durando até o quinto ou sexto dia, e aumentando para a noite; modorras, subdelírio, decúbito quase sempre em supinação, vômitos biliosos ou pretos, língua seca, gretada, conspurcada de saburra escura ou cor de cinza na linha mediana, ou em toda a superfície, dentes fuliginosos, diarreia mais ou menos escura e abundante; tais eram os fenômenos que lhe davam seu tipo especial.

Depois deles vinha a amarelidão da pele da face e das conjuntivas, a qual ganhava com mais ou menos prontidão toda a pele, caracterizando o tifo icteroide dos autores; as manchas rosáceas, as equimoses ou petéquias, enfim os outros sintomas gerais observados nas febres tifoides.

Estes sintomas em alguns doentes progrediam e passavam ao terceiro período, quaisquer que fossem os meios aplicados para os combater; em outros pelo contrário diminuíam e cessavam por suores críticos, por urinas abundantes e dejeções biliosas, ou espontâneas ou provocadas; e aos quatorze dias ou mesmo mais tarde começava a convalescença. Acontecia também não poucas vezes cessarem, sem que durante o curso da moléstia aparecesse qualquer dos fenômenos que se podiam considerar críticos; porém, em tais casos, notava-se que a duração da moléstia era muito longa, a convalescença tardia, e a amarelidão da pele persistia por muito tempo; ainda mesmo achando-se já os doentes restabelecidos.

Além destas formas, outras se observaram no correr da epidemia não menos fatais que as precedentes, e acompanhadas de sintomas bastante aterradores, porém muito menos frequentes; tais foram, em uns a forma caracterizada por uma dispneia que aumentava constantemente sem sinais sensíveis de lesão do pulmão, ou do coração, nem mesmo reconhecida pelas investigações necroscópicas, sucumbindo os doentes quase subitamente como asfixiados; em outros a forma caracterizada por desmaios, desfalecimentos, síncopes, reproduzindo-se sob a influência de qualquer movimento, ou após os vômitos e evacuações, constituindo a forma sincopal.

Nestas condições fenômenos gerais importantes se notavam: a face era pálida e exprimindo padecimentos profundos, os olhos lânguidos e encovados, a vista escura, as pupilas quase sempre dilatadas, o pulso de ordinário pequeno e intermitente, oferecendo a miúdo mudanças notáveis de força e de ritmo, a pele ora fria, ora com calor, em virtude das pequenas reações que se operavam, e durante as quais o pulso se desenvolvia e chegava mesmo a tomar seu ritmo normal. Isto pelo que toca à forma sincopal. Quanto à outra, os sintomas eram mui diferentes: a face era lívida e como contraída, o calor muito irregular, pois que, enquanto as extremidades eram frias, as partes correspondentes às cavidades esplâncnicas eram quentes, sobretudo o peito e cabeça, os olhos salientes e como empurrados para fora das órbitas, o pulso oferecendo um contraste perfeito com os batimentos do coração, aquele extremamente pequeno e fugindo debaixo do dedo, estes apressados, violentos e tumultuosos; enfim as jugulares eram túrgidas, e um suor frio e viscoso banhava a face do doente.

Alguns casos houve, na maior força da epidemia, nos quais o caráter dos vômitos e das evacuações, assim como sua frequência, a concentração rápida do pulso, a lividez e decomposição da face, as câimbras em diversas partes, o resfriamento da pele, e mais tarde seu estado como cianótico deram à moléstia a forma do cólera mais ou menos bem distinta.

Tais foram em resumo as diferentes manifestações sintomáticas mais salientes que apresentou a moléstia no segundo período, e naqueles indivíduos que pela maior parte foram por ela levados à sepultura, quer conservando-se sempre tais desde o começo deste período, quer sucedendo-se e substituindo-se umas às outras. Não obstante a gravidade com que ela se apresentou as mais das vezes, sobretudo na força da epidemia e nos estrangeiros não aclimados, todavia em muitíssimos casos conseguiu-se fazer parar aí a moléstia, e não passar ao terceiro período, salvando-se muitas vítimas.

Então viam-se todos os fenômenos ir-se dissipando com mais ou menos rapidez, e a cura ora se operar com muita rapidez depois de dissipados os sintomas aterradores, ora depois de um tempo mais ou menos longo, como sobretudo se observava na de caráter tifoide, talvez a menos grave dentre as diferentes formas de que fizemos menção, e aquela que mais vezes conservou seu tipo especial durante todo o curso da epidemia, por isso que as outras com facilidade se mudavam e substituíam amiudadas vezes.

TERCEIRO PERÍODO

A invasão deste período era indicada pelo acréscimo dos sintomas descritos no antecedente. Umas vezes estes sintomas aumentavam sem interrupção em sua marcha, outras vezes pelo contrário os mais graves como que faziam uma parada para reaparecerem com maior violência, e mais depressa matarem os doentes. Cumpre-nos aqui confessar, que infelizmente em tais casos eram quase sempre impotentes os esforços da arte e da natureza para operar o restabelecimento dos enfermos; pois que bem poucos eram os que em tais condições se curavam.

Era de ordinário do quinto ao sexto dia, poucas vezes mais cedo ou mais tarde, que os sintomas ofereciam a maior gravidade e os doentes sucumbiam.[2]

Hemorragias passivas e rebeldes pelas picadas das sanguessugas, ânus e boca, queda rápida das forças, prostração extrema, língua seca, retraída, gretada, coberta de crostas sanguinolentas, de rubor escuro semelhante à dos indivíduos que acabam de mascar fumo, dentes fuliginosos, lábios gretados e encrustados de sangue, gengivas lívidas, amolecidas e exsudando sangue negro, dores atrozes no estômago com sentimento de bolo incômodo e ansiedade extrema, soluços ouvindo-se à distância, de caráter convulsivo, ventre meteorizado e distendido, ou retraído e tenso na linha branca, supressão de urina com ou sem dor no hipogástrio, e às vezes amarelidão e manchas lívidas da pele, que ainda não existiam, eram os caracteres fisiológicos que denotavam achar-se a moléstia no terceiro período.

O vômito negro tornava-se mais escuro e mais frequente em alguns casos, em outros desaparecia, substituindo-lhe uma ansiedade extrema, à qual seguia-se ora o aparecimento da cor amarela da pele com manchas denegridas que anunciavam uma morte próxima e quase súbita, depois da qual tornavam-se os cadáveres muito amarelados, ora uma extrema palidez, na qual o doente expirava quase subitamente, e como afogado em um vômito negro copioso, seguindo-se-lhe também a amarelidão da pele depois da morte. Esta última forma de terminação observou-se também em alguns doentes de tifo icteroide, nos quais tudo marchava bem, e cousa alguma fazia suspeitar uma semelhante terminação.

Outras vezes o vômito negro, que até aí não tinha existido, desenvolvia-se com violência espantosa, e o doente lançava a miúdo grandes porções de matéria negra, efetuando-se a morte com grande rapidez, sem que fosse possível apreciar a marcha sucessiva dos fenômenos que a precediam, ou mais devagar e com novos tormentos para o paciente.

Os vômitos continuavam; apareciam evacuações fétidas, denegridas, semelhantes à matéria do vômito, sendo as câmaras expelidas involuntariamente; a face alterava-se profundamente, tornava-se amarelada ou achumbada, os olhos profundamente encovados, pulverulentos, insensíveis, ou muito sensíveis à ação da luz, as pálpebras retraídas ou relaxadas, e com círculo azulado ou arroxado. Sobrevinha o delírio, estado comatoso, sobressaltos de tendões, carfologia, convulsões violentas, inquietação extrema em uns, insensibilidade em outros, resolução de membros e prostração, se porventura tais fenômenos ainda não existiam; e se já tinham acompanhado o segundo período, então redobravam de intensidade e de violência.

O pulso tornava-se então irregular, filiforme e insensível; a pele fria e glacial, banhada de suor igualmente frio, a respiração extinguia-se gradualmente; enfim sobrevinha a morte, umas vezes conservando os doentes o uso da razão até os últimos momentos da existência, e no meio dos sentimentos opostos de desânimo completo ou de esperanças de salvação; outras vezes em perfeito indiferentismo, e em tal estado de tranquilidade, que a morte não era pressentida pelas pessoas que se achavam junto deles; outras finalmente no meio de convulsões mais ou menos violentas, e inteiramente com a razão alienada.

Em alguns doentes, além dos sintomas referidos, apareciam as parótidas, as quais em muitos casos, quando seguidas de boa supuração, concorriam para uma crise favorável, no entanto que em outros serviam para agravar ainda mais o estado dos doentes, e tornar mais crítica sua posição, quer determinando a erisipela e gangrena da face, e uma congestão cerebral secundária que apressava sua terminação, quer provocando uma supuração abundante, saniosa, seguida de estado adinâmico profundo e da morte.

Entretanto este concurso de sintomas nem sempre foi tão fatal, como acabamos de pintar; porquanto viu-se ainda muitas vezes eles diminuírem, e cessarem ou por efeito dos meios terapêuticos aplicados, ou por uma crise inesperada, e os doentes restabelecerem-se em pouco tempo; outras vezes ficar qualquer dos sintomas mais graves, aparecendo com grandes intervalos, e os doentes restabelecerem-se com mais vagar; ou enfim, em casos menos felizes, sobrevir de repente um estado desesperado e a morte por qualquer causa ainda a mais insignificante.

Em alguns doentes, ainda mesmo atacados mui gravemente, a convalescença era pronta; em outros pelo contrário mui longa, ficando por tempo bastante uma grande prostração, fastio, dormência e torpor nos membros, insônia, ou tendência a dormir. Em qualquer destas condições era comum o aparecimento das recaídas, umas vezes sem perigo, outras com fenômenos graves, como fossem o reaparecimento do vômito negro e outros sintomas, no curso dos quais sucumbia o doente.

Foram estes em geral os fenômenos que caracterizaram, o segundo e terceiro períodos dos casos graves da febre amarela que grassou no Rio de Janeiro. Cumpre porém fazer conhecer que eles nem sempre marcharam, ou terminaram pela maneira por que havemos exposto; que algumas diferenças houve a respeito, tornando-se dignas de menção as seguintes:

Que em muitos doentes, depois da extinção do vômito negro, do soluço, e outros sintomas assustadores, uma prostração e debilidade geral deles se apossava, e sucumbiam em um definhamento lento e progressivo, sem que nenhum fenômeno importante precedesse a sua morte:

Que em outros uma disenteria pútrida, com tenesmo e dores como de cólica em torno do umbigo contribuíam para sua terminação próxima, para a qual concorria igualmente a formação de escaras gangrenosas nos pontos submetidos pelo decúbito a uma longa compressão, sendo este fenômeno com mais particularidade observado para o fim da epidemia, de meado de maio em diante:

Que em outros a morte tinha lugar como por asfixia, e quase de repente, depois do aparecimento do vômito negro, acusando estes doentes dor intensa sobre o coração, dispneia e impossibilidade de vomitar, apesar dos grandes esforços de vômito, tendo isto lugar no ato de expirar o paciente, ocasião em que a face se tornava arroxada, os lábios lívidos, os olhos salientes e túrgidos, como acontece aos apopléticos e asfixiados:

Que enfim nas crianças começava as mais das vezes por delírio e convulsões segundo as idades, sintomas que desapareciam logo, se a moléstia oferecia caráter benigno, e que persistiam, se o caso era grave, ou suspendiam-se por 24 horas, raras vezes mais, para reaparecerem com maior intensidade no segundo período, e na ocasião de desenvolver-se o vômito negro.

Se, resumindo tudo quanto temos exposto neste capítulo, buscarmos reconhecer a importância dos sintomas com relação ao prognóstico, considerados de uma maneira geral, acharemos que a moléstia foi em geral tanto mais grave, quanto maior foi o predomínio das desordens da inervação.

Que a língua seca e com faixa de um vermelho escuro na linha mediana no primeiro período da moléstia, concorrendo com vômitos obstinados, acompanhados de grandes esforços, sede intensa, aridez da pele, falta de transpiração, ou caráter fugaz desta, agitação, insônia, moleza de pulso, e epistaxe pouco notável eram sinais de estado grave; e tanto mais, quanto maior era o terror que se apoderava dos doentes, mais fortes as horripilações no seu desenvolvimento, e mais rebelde a constipação do ventre aos meios empregados para combatê-la.

Que pelo contrário a moléstia era em geral benigna, se a língua era úmida e coberta de saburra pouco espessa, se o moral do doente se não achava muito impressionado, se as horripilações tinham sido pouco duradouras, se uma reação franca se operava com prontidão, se a transpiração se efetuava sem demora, se a constipação de ventre obedecia aos meios contra ela postos em prática, e uma epistaxe mais ou menos intensa sobrevinha, e fazia cessar a dor de cabeça, e diminuir o movimento febril.

Que se, do segundo ou terceiro dia em diante, a febre começava a declinar, a língua a limpar-se da ponta para a base, a sede diminuir, e os vômitos cessarem, era sinal de que a moléstia não iria ao segundo período. Se, porém, o contrário sucedia, se arrotos amiudados apareciam, se sobrevinha ptialismo, se a pele tornava-se seca e árida depois do estabelecimento da transpiração, se a sede, agitação, e dor epigástrica se pronunciavam mais, se alguma amarelidão aparecia nas conjuntivas, se o rubor dos olhos crescia, então era quase certa e inevitável a passagem da moléstia para o segundo período.

Que eram fenômenos gravíssimos, o rubor intenso e saliência dos olhos, a epistaxe pouco abundante e repetida, a secura de língua, o soluço, o vômito e evacuações negras, as hemorragias passivas, as violentas dores epigástricas, a moleza e concentração do pulso, a respiração suspirosa e entrecortada, o delírio intenso, e icterícia escura; por isso que grande, ou mesmo a mor parte dos doentes que apresentavam tais fenômenos, sobretudo se com eles coincidia estado álgido e sincopal, morriam.

Que eram quase sempre sinal de morte certa e mais ou menos próxima a supressão da urina, a cor amarela achumbada da pele, as petéquias escuras, as equimoses, o frio dos extremos, o suor viscoso e frio, e o estado comatoso; pois todos os doentes, que apresentavam tal concurso de fenômenos, sucumbiam; podendo-se tomar, como exceção, aqueles casos em que um ou outro ainda sobrevivia.

------

1 Neste capítulo nos cingiremos em tudo, ao que disse a comissão central na descrição da moléstia, que enviou ao Governo imperial em 22 de maio; porquanto, sendo nós um dos membros da dita comissão, que colaborou nesse escrito, não podemos hoje, nem temos mesmo opiniões diferentes a respeito.

2 É este um fenômeno constantemente observado em todas as epidemias de febre amarela, e que não escapou já ao distinto observador português, de que temos falado, na epidemia que reinou nos fins do século XVII em Pernambuco; porquanto, diz-nos ele, que os doentes morriam quase todos em seis dias, ou em nove quando mais tarde; muitos em dois dias; poucos em 24 horas.

Obra citada — dúvida 1.ª, p. 5.

IX.

CARACTERES ANATÔMICOS DA MOLÉSTIA

As lesões anatômicas, encontradas pelas investigações necroscópicas a que se procedeu entre nós, não mostraram sempre uniformidade na violência e profundidade de seus estragos, nem mesmo relações entre a gravidade dos sintomas observados durante a vida e os estragos por elas produzidos, e reconhecidos pelo exame cadavérico, notando-se que em muitos casos sua profundidade e extensão não correspondiam à violência dos sintomas, e vice-versa.

Este fenômeno era tanto mais comum, quanto mais pronta havia sido a terminação dos doentes, como se a enfermidade, no curto espaço de sua duração, não pudesse imprimir nos órgãos sofredores os traços mais característicos de sua natureza essencial.

Entretanto aparelhos houve, nos quais, pode-se dizer sem receio de faltar à verdade, que lesões anatômicas mais ou menos extensas e profundas foram encontradas constantemente pelas autopsias, tais foram, os aparelhos digestivo, cerebroespinhal e urinário, fato que é confirmado pelo testemunho dos escritores de outros países, e que parece marcar o caráter desta terrível moléstia, e mostrar a predileção que tem o princípio deletério, que a produz, de atacar estes órgãos de preferência a quaisquer outros.

Passemos pois à sua exposição, descrevendo-as nos diversos aparelhos.

APARELHO CUTÂNEO

A pele, quer houvesse ou não amarelidão durante a vida, era sempre de uma cor amarela mais ou menos escura; porém quase constantemente cor de limão maduro apresentando aqui e ali manchas arroxadas e denegridas, ou verdadeiras equimoses, especialmente nas partes declives. O tecido celular subjacente encontrava-se infiltrado de serosidade amarelada: esta mesma cor observava-se nos outros tecidos, menos no muscular.

APARELHO DIGESTIVO

Foi de todos aquele no qual fenômenos mais constantes e característicos se ofereceram sempre, e mais em relação com as lesões funcionais observadas durante a vida, sobretudo no estômago e começo do tubo intestinal. O esôfago em alguns apresentava-se com traços evidentes de inflamação, com leves escoriações, e amolecimento parcial da mucosa, coberta às vezes por líquido glutinoso e mais ou menos escuro.

O estômago continha em quase todos maior ou menor porção de líquido negro, ainda mesmo nos cadáveres daqueles indivíduos que, durante a vida, não tinham tido o vômito preto: em alguns, porém em número muito diminuto, o líquido era amarelado ou esverdinhado, conforme tinha sido a cor do vômito durante a vida. Sua membrana mucosa mostrava-se às vezes de um rubor mais ou menos vivo, outras vezes de um rubor escuro, como equimosada, ulcerada, e com escoriações mais ou menos extensas para os orifícios do estômago, especialmente para o piloro, e às vezes bastante amolecida e desfazendo-se com facilidade.

Alterações quase idênticas, quer de textura, quer nos líquidos encerrados no tubo intestinal, encontravam-se nos intestinos delgados, mormente no duodeno. Estas alterações diminuíam gradualmente de intensidade desde este intestino até o fim do canal intestinal, onde eram muito menos sensíveis que não nos outros pontos do canal.[1]

O fígado de ordinário mais volumoso que não no estado ordinário, em virtude de congestões mais ou menos intensas, apresentou-se em alguns com manchas arroxadas, como equimoses; em outros com alguma falta de consistência de seu tecido; em outros nada parecia sofrer. A vesícula félea continha quase sempre maior ou menor porção de bile, ora negra, ora verde-escura, ora sem alteração de cor apreciável, sendo umas vezes de maior densidade que a natural, outras vezes de igual.

APARELHO URINÁRIO E PERITÔNIO

A bexiga era umas vezes contraída e vazia, em outras ocasiões contendo quantidades variáveis de urina, de cor escura, sanguinolenta, de um amarelo mais ou menos carregado, e quase sempre de maior densidade que de ordinário; a sua mucosa mais ou menos rubra e espessada em toda a extensão, sobretudo para o colo. Os rins encontraram-se em alguns casos mais volumosos e de um vermelho mais carregado, em outros sem alteração apreciável. O peritônio deixava ver em alguns lugares manchas lívidas, e injeção parcial, mas não em todos os casos.

APARELHO CEREBROESPINHAL

Foi, depois do aparelho digestivo, um daqueles em que se notaram lesões mais patentes e extensas, podendo-se estas resumir nas seguintes: congestão vascular das meninges e da massa encefálica mais ou menos distinta; preponderando de ordinário nas meninges e substância cerebral propriamente dita, observando-se com frequência, nesta última, injeção por pontos mais ou menos sensível; derramamento sanguíneo no centro da própria massa cerebral em raríssimos casos, dito seroso, serossanguinolento, ou mesmo sanguinolento nas cavidades da aracnoide e nos ventrículos em quase todos, substância do cérebro, ora mais consistente, ora mais flácida, ora sem modificação apreciável.

No canal raquidiano notava-se também em quase todos os cadáveres a existência de derramamento de soro amarelado, ou sanguinolento, e ingurgitamento dos envólucros medulares mais ou menos forte, sobretudo para a região sacrolombar. Estas observações não se conformam inteiramente com o que diz Dalmas a respeito,[2] e vem a ser; que as lesões do encéfalo e suas membranas se acham particularmente nos cadáveres dos doentes, cujas faculdades intelectuais foram notavelmente perturbadas; porquanto alguns dos doentes a que se referem as lesões que apontamos não ofereceram, durante a vida, alterações notáveis da inteligência.

APARELHOS RESPIRATÓRIO E CIRCULATÓRIO

Foram sem dúvida estes os aparelhos, nos quais lesões menos importantes foram encontradas, ainda mesmo nos cadáveres daqueles indivíduos, em que o predomínio de suas lesões funcionais fazia suspeitar a achada por ocasião da autopsia de lesões físicas importantes. Pelo lado do aparelho respiratório, limitam-se elas em geral a congestões passivas do pulmão, alguns pequenos ingurgitamentos com fraca crepitação do tecido pulmonar, ligeiros traços de flegmasia da mucosa brônquica, e recentes aderências da pleura em muito poucos casos. Pelo lado circulatório, algum derramamento serossanguinolento, ou amarelado na cavidade do pericárdio, mas não constante, e, em algum caso excepcional, fraca injeção do pericárdio e do endocárdio. As cavidades do coração e os grossos troncos vasculares, vazios em alguns casos, eram quase sempre cheios de sangue escuro com ou sem coalhos difluentes, e nada mais.[3]

Se, resumindo as alterações anatômicas que foram encontradas nos diferentes cadáveres autopsiados, quisermos achar o grau de importância de cada uma delas, e sua maior ou menor frequência e intensidade, veremos: primeiro, que as mais constantes, extensas e profundas foram as do digestivo, particularmente as do estômago e intestinos, seguindo-se--lhes logo as do cerebroespinhal, e por último as do urinário: segundo, que as lesões do fígado nenhuma paridade tinham no grau de sua importância com as dos outros órgãos nomeados: terceiro, que o baço se podia considerar isento de toda a alteração: quarto, que os aparelhos respiratório e circulatório também nenhuma alteração digna de atenção apresentaram: quinto, que as lesões cadavéricas, que melhor corresponderam aos sintomas observados no curso da moléstia, foram as dos aparelhos digestivo, cerebroespinhal, e urinário: sexto, finalmente que, salvo pequenas exceções que nada influem na essencialidade dos caracteres anatômicos da moléstia, as lesões cadavéricas encontradas nos nossos doentes combinam perfeitamente, em seus caracteres mais salientes e comuns, com aquelas que nos são indicadas pelos observadores de outros países.

Talvez que, se maior número de autopsias tivessem sido praticadas, achassem-se em outros cadáveres certas alterações não comuns e essenciais, que já foram apontadas, e que se não encontraram nas autopsias de que temos conhecimento.[4]

---

1 Alguns autores dizem ter achado de mistura com as matérias intestinais coalhos de sangue, e mesmo sangue puro. Chervin, que diz ter provado estas substâncias, afirma ter-lhes achado gosto de sangue bem distinto, quando elas ofereciam a maior parte das qualidades exteriores deste líquido; que outras vezes pelo contrário eram amargas, acres, e um tanto corrosivas. Entre nós cremos não se ter encontrado sangue puro nos intestinos de um só cadáver dos que foram autopsiados.

2 *Indagações históricas e médicas sobre a febre amarela.* — Paris, 1822.

3 As manchas vermelhas, arroxadas e lívidas da pleura de que fazem menção, por sua frequência, alguns autores, assim como as aderências formadas por uma camada de substância gelatiniforme amarelada; as alterações idênticas do pericárdio; o coalho considerável de um amarelo transparente, como o belo âmbar, ou semelhante à geleia de vaca de que faz menção Bailly, estendendo-se às vezes até a aorta, não foram encontradas nas investigações cadavéricas a que entre nós se procedeu, apesar do cuidado com que se houve nestas circunstâncias. É verdade também que elas não podem ser consideradas como caracteres anatômicos comuns, porque não têm sido observadas em todas as epidemias; a inflamação das pleuras e a do diafragma foram mui frequentes segundo

o testemunho de Palloni, Lacoste, Paschetti e outros, na epidemia de Livorno de 1804, os ingurgitamentos sanguíneos do pulmão, e as manchas avermelhadas da pleura na de São Domingos em 1803, segundo nos refere Bailly, etc., entretanto que em outras epidemias nada se tem observado de semelhante.

4 Lede as *Gazetas dos Hospitaes* n.ᵒˢ 1, 2 e 5, onde achareis o resultado das alterações anatômicas encontradas pelas autopsias feitas pelos sr.ˢ dr.ˢ Pertence, Cunha, Bompani, e Lallemand; assim como o trabalho estatístico do sr. dr. Valladão já citado. — Artigo — "Caracteres anatômicos da moléstia".

X.

TRATAMENTO DA MOLÉSTIA

É esta uma das questões mais difíceis do estudo da febre amarela, sobre a qual muitas dúvidas e incertezas ocorrem ao espírito do médico prático, confrontando e analisando os diferentes escritos que, sobre semelhante enfermidade, têm sido publicados em todos os tempos e países.

Nada é por sem dúvida mais variável do que a terapêutica aconselhada pelos diferentes práticos que têm estudado e observado esta moléstia; ou seja isto dependente de ser ela formulada antes pelo pensamento das doutrinas médicas em voga na época de cada escritor, do que pela observação rigorosa dos fatos e circunstâncias que concorrem nas diferentes epidemias; ou seja porque realmente a moléstia oferece mudanças em sua marcha e seus caracteres essenciais em cada uma epidemia, e em cada localidade; ou seja finalmente pela incerteza de sua natureza íntima, e pela maneira diversa e especial, por que cada observador a tem encarado.

Como quer que seja, ninguém que tenha estudado e refletido um pouco sobre a história da moléstia nos diferentes países, e olhado para a variedade de meios terapêuticos alternativamente elogiados e rejeitados, deixará de admirar-se de como homens, que têm observado a moléstia em uma mesma época, que têm reconhecido a identidade das lesões anatômicas mais comuns e características, que a têm encarado pela mesma forma, tenham todavia emitido pensares tão diversos sobre a sua terapêutica.

Que enquanto, por exemplo, os médicos americanos e ingleses proclamam as virtudes dos purgativos, sobretudo dos calomelanos, vê-se estes meios falharem em outras mãos, e serem mesmo julgados nocivos e prejudiciais por acarretarem o aumento e exasperação dos sintomas da lesão do aparelho digestivo.

Que enquanto o sr. De Humbold elogia as fricções oleosas à pele, outros práticos as rejeitam como perigosas, opondo-se ao estabelecimento da transpiração, que é uma das vias que a natureza mais vezes procura para a resolução da moléstia.

Que as fricções mercuriais muito preconizadas por Rush da Filadélfia têm falhado constantemente em algumas das epidemias que se têm sucedido em Nova Orleans.

Que os banhos e afusões frias aconselhados, como mui proveitosos, por Valentim, Grimaud, Miller, Curie, Prat, e alguns mais, são por outros considerados como prejudiciais quase sempre, ou só admitidos para casos excepcionais, sendo empregados com as cautelas convenientes.

Que os vomitivos aceitos por alguns, como vantajosos, são por outros completamente banidos, como perigosos e mesmo prejudiciais sempre, concorrendo para agravar ainda mais o vômito, já tão constante e obstinado nesta moléstia.

Que o amoníaco elogiado por Bailly e Valentim, como dando resultados felizes e vantajosos, é pelo contrário reprovado pelo sr. Caillot, por Devèze e alguns outros.

Que os vesicatórios aconselhados por alguns, como úteis e profícuos, são por outros ou totalmente banidos, ou apenas admitidos só até produzir algum estímulo mais ou menos enérgico.[1]

Que as sangrias sincopais e as grandes aplicações de sanguessugas ao epigástrio logo no começo da moléstia, como aconselham, entre outros, Rush e o sr. Catel, médico em Martinica, dizendo este último ter alcançado por este método resultados maravilhosos, a ponto de só perder 150 doentes dentre 1202 em que o aplicara, são rejeitadas pela mor parte, como prejudiciais e perigosas quase sempre, admitindo unicamente a administração da sangria geral no começo da moléstia, quando haja fenômenos flegmásicos e congestivos francos, e isso mesmo com toda a circunspecção possível.[2]

Que o sulfato de quinina que tantos apologistas conta de seu lado, sobretudo entre os médicos das colônias francesas, os quais dão tanta importância ao seu emprego que ao mais fraco sinal de remissão o administram em largas doses, não deixa de ter antagonistas poderosos, apesar dos brilhantes louros que tem alcançado.

Enfim seria um nunca-acabar, se quiséssemos expor todas as discordâncias que se encontram nas opiniões dos autores sobre os diferentes meios terapêuticos propostos para o tratamento da febre amarela; mas, não nos fazendo cargo de historiar a moléstia considerada de uma maneira geral, e sim de expormos o que entre nós se passou, pararemos aqui, circunscrevendo-nos aos limites que nos impusemos neste opúsculo, e dando uma notícia concisa do procedimento dos médicos do Rio de Janeiro na crise fatal por que passamos, e da terapêutica que entre nós foi geralmente seguida.

Quem atender para o que havemos dito, quem souber que era a primeira vez que grassava uma moléstia epidêmica tão cruel nesta cidade, que os médicos brasileiros avisados, como estavam pelo estudo dos acontecimentos ocorridos em outros países, da discordância de pensares dos diferentes observadores, que tinham tratado desta moléstia, acerca dos meios mais apropriados a obstar a seus estragos; que sabendo, além disto, que os meios reclamados para o tratamento de uma moléstia epidêmica variam segundo muitas circunstâncias, não aproveitando às vezes em duas epidemias idênticas, ocorridas em uma mesma localidade, mas em época diversa, deviam de necessidade também não confiar plenamente nos aplicados em localidades diferentes, não deixará de reconhecer que alguma hesitação deveria haver, no começo da epidemia, sobre a escolha dos meios terapêuticos adequados, e que, no meio desse caos, não seria muito fácil, a não ser marchar sem a circunspecção necessária, seguir logo um sistema de tratamento qualquer, sobretudo sem ainda se ter conhecimento dos meios de que o grande mestre da ciência em tais casos, a natureza, servia-se para operar a resolução do mal.

Então viu-se aparecer algumas opiniões mais ou menos exageradas, ora proclamando-se, como vantajosas, as depleções sanguíneas gerais e locais, ora banindo-as completamente como prejudiciais e fatais aos doentes, ora preconizando-se estes, ora aqueles meios, opiniões que, pode-se dizer, não eram baseadas nos fatos e observações entre nós ocorridos, porque ainda mui poucas eram nessa ocasião para motivarem uma crença qualquer; mas fundadas unicamente em princípios adquiridos na leitura de fatos passados em outros países; opiniões enfim de que alguns mal-intencionados se aproveitaram para chegarem a seus fins, embora com o sacrifício e imolação de muitas vítimas, fazendo prevalecer a ideia de que os médicos estavam em contradição de princípios, e não conheciam os meios de livrar os doentes de seus males.

Mas, desde que a natureza traçou-nos o caminho que se deveria seguir no tratamento da moléstia, então fácil se tornou achar as indicações terapêuticas convenientes, e viu-se quase todos os médicos convergirem para um só pensamento, e seguirem a senda que lhes era indicada por ela.

Vimos todos, com pequenas exceções, reconhecerem que, sendo os meios de resolução indicados pela observação dos fatos, os suores copiosos, as evacuações, e algumas vezes epistaxes mais ou menos abundantes, reduziam-se as indicações terapêuticas a estabelecer e ativar a transpiração, promover as evacuações, e recorrer às emissões sanguíneas gerais e locais com a prudência e cautelas que exigia a natureza do mal. Essa foi a prática por quase todos abraçada no primeiro período da moléstia, e com a qual, quando seguida com método e circunspecção desde seu princípio, se conseguiu fazê-la terminar no primeiro período. Mas, desde que ela passava aos outros períodos, então necessário era recorrer a outros meios que as circunstâncias especiais reclamavam, empregando, por assim dizer, a medicina sintomática, única talvez que por ora se tem mostrado mais profícua no tratamento da febre amarela.

E, ou fosse devido à uniformidade das vistas terapêuticas, ou à benignidade do nosso clima, podemos sem ostentação nem orgulho avançar, que se não fomos dos médicos mais felizes no tratamento desta terrível moléstia, também não fomos dos menos, em vista dos estragos por ela causados em outros países, apesar das dificuldades com que lutamos pela permanência das causas que sobre nós atuavam, e que se não puderam remover, algumas talvez por falta de vontade, dependendo umas da falta de higiene pública, e outras da nenhuma polícia médica que há entre nós. E esta foi sem dúvida uma das causas, que mais contribuiu para a mortandade observada nesta cidade, a qual seria sem dúvida diminuída de um quarto, se tantos homens, sem as mais pequenas habilitações, não andassem nessa ocasião por aí a exercer a medicina, e a matar ou deixar morrer, sem recurso algum, quantos lhes caíam nas mãos.

Em conformidade pois com os princípios acima expostos, logo que os primeiros incômodos se manifestavam, tratava-se de provocar o suor pelos pedilúvios quentes, pelas infusões de borragem, de flores de sabugueiro, de cascas de limão, pelo acetato de amoníaco, pelo acônito, pelas bebidas nitradas dadas com profusão, e pelos banhos de vapor. Nós empregamos quase sempre o acônito, e as bebidas nitradas, usando do cozimento antiflogístico de Stoll, ou de uma infusão de borragem com alta dose de nitro; aquele, se os fenômenos de reação eram intensos, e não havia suor algum; e estas, quando o suor já se tinha estabelecido, e a pele não era muito árida: e, em abono da verdade, diremos que o acônito nos pareceu sempre obrar com muita energia e rapidez, provocando copioso suor, diminuição da dor de cabeça, e calma sensível no movimento febril.

Às vezes, porém, estes meios não eram bastantes para desafiar a transpiração, porque as forças concentradas ou por congestões para órgãos parenquimatosos, ou pelo predomínio de flegmasias internas a isso se opunham, enquanto não eram estas combatidas por meios adequados. Então alguns práticos recorriam à sangria geral, se a dispneia, ansiedade, agitação, opressão precordial, ou fenômenos característicos de desordens cerebrais existiam, ou ainda à aplicação de sanguessugas no ânus e epigástrio, se o ventre era doloroso, tenso, e concorria uma congestão do fígado.

E forçoso é confessar que a sangria geral aproveitou em muitos casos graves, embora certos médicos sustentassem a opinião contrária, dando-a como causa de alguns resultados funestos; porquanto, em nosso pensar, alguns acidentes graves que pareceram suceder-se à sua administração foram antes, ora o efeito de uma simples coincidência dependente da própria intensidade do mal, ora de sua aplicação inoportuna, como, por exemplo, quando esta tinha lugar depois do primeiro paroxismo febril, ou passado o período de reação; porque então concebe-se perfeitamente que, em vez de útil, devia ser necessariamente prejudicial; mas isso não podia jamais servir de norma para a proscrição da sangria.

Além disto, quantos casos fatais não ocorreram nos doentes tratados por outros métodos com exclusão da sangria, e quantas vezes no meio das melhores esperanças não se via sucumbir de súbito um doente sujeito a esses tratamentos. E porventura alguém os acusou do mau êxito que se lhes seguiu? Decerto que não, e sim a própria malignidade da enfermidade. E não vimos nós alguns médicos, que em todos os casos sem exceção, e às vezes sem absoluta necessidade, empregaram a sangria na invasão da moléstia? E porventura foram eles muito menos felizes no seu tratamento? Sem dúvida que não, porque nos casos simples todos os meios aproveitaram, dando só em resultado uma convalescença mais ou menos longa, como quase acontecia a todos os doentes que eram sangrados.

Em quinhentos e tantos doentes que tratamos, havendo mais de oitenta atacados gravemente, nunca empregamos a sangria, porque mesmo nos graves, excepto em três, sempre encontramos contraindicações para ela. Nesses três, porém, que se achavam, em nossa opinião, nas condições que a reclamavam, não nos foi possível pô-la em prática pela obstinação com que sempre eles a recusaram, pretextando que morreriam, em virtude dos falsos preconceitos de que estavam imbuídos pela leitura dos jornais da época: e todos três foram vítimas de sua recusa, o que talvez não acontecesse, se se tivessem sujeitado ao meio que lhes propúnhamos.

Quanto às bichas aplicamo-las por muitíssimas vezes neste período, sobretudo no ânus, quando fenômenos simpáticos cerebrais existiam, assim como quando se davam fenômenos francos de uma gastroenterite, quer a moléstia se apresentasse com caráter benigno, quer grave, montando talvez em metade o número dos doentes em que as empregamos: e não tivemos nunca de arrepender-nos de seu uso, nem o número dos doentes que perdemos foi grande, como logo veremos.

Conseguida que fosse a transpiração, eram empregados os laxativos, dentre os quais mereciam preferência o óleo de rícino, as limonadas de cremor de tártaro, as de citrato de magnésia, a magnésia calcinada, e o sal d'Epson, segundo o capricho dos doentes, e o estado das vias digestivas, escolhendo-se sempre os mais brandos, se havia sede intensa, vômitos e outros sintomas, que denotavam grande susceptibilidade para o estômago.

Se os vômitos eram muitos, se o doente não conservava os líquidos no estômago, então tornava-se indispensável recorrer ao emprego dos clisteres laxativos mais ou menos enérgicos e irritantes, nos quais entrasse o sal de cozinha, o óleo de rícino, o tártaro emético, o electuário de sene, a erva-de-bicho, etc. Esta última sobretudo convinha, quando havia estupor, dor intensa de cabeça, desarranjos da inervação com tendência ao coma, e bem assim quando havia dificuldade de urinar, por gozar também de propriedades diuréticas.

Havendo dificuldade de transpiração, pouca sede, e fenômenos mui pronunciados de embaraço gastrointestinal, melhores resultados se conseguiam com o uso do tártaro emético só, ou em associação com o sal d'Epson; porquanto não só facilitava e ativava a diaforese, como também determinava grandes descargas biliosas, após as quais notavam-se melhoras sensíveis nos doentes.

O tártaro emético era para alguns práticos o primeiro meio de que lançavam mão na invasão da moléstia, não só para provocar a transpiração, como também para promover as evacuações; e cumpre confessar que não deixou de ser um meio vantajoso em muitas circunstâncias, fazendo como que abortar a moléstia, quando empregado nas primeiras 24 ou 48 horas; porém outras vezes sua aplicação não foi sem inconveniente, sobretudo quando havia vômitos obstinados, e predominavam fenômenos neurastênicos, porque então pareceu contribuir para agravar o mal dos doentes, e tornar mais crítica sua posição, aumentando a prostração que se lhes notava.

Nós tivemos ocasião de aplicá-lo muitas vezes depois de estabelecida a transpiração pelos meios já indicados, ou mesmo antes, quando havia fenômenos de embaraço gástrico, mormente nos pretos, e, com prazer o dizemos, obtivemos nestas circunstâncias sempre excelentes resultados.

Algumas vezes acontecia que certos doentes tinham vômitos obstinados, e rejeitavam todos os líquidos, ainda mesmo depois de estabelecidas as evacuações, vômitos que existiam desde a invasão da moléstia.

As ventosas secas e sarjadas ao epigástrio, as bebidas geladas ácidas, o acetato de morfina, o elixir paregórico da

Londinense, assim como as poções gomosas com água de louro-cereja eram empregados com proveito, fazendo cessar o vômito; as preparações opiadas, quando o movimento febril e os sintomas irritativos do estômago eram pouco sensíveis; e o louro-cereja no caso contrário. Algumas vezes também aproveitava o emplastro de teriaga sobre o epigástrio, e o sinapismo no mesmo lugar; e este último era às vezes o único meio profícuo em tal caso.

O sulfato de quinina foi também um meio geralmente empregado, e que não deixou de ser muito proveitoso todas as vezes que, desde o princípio, a moléstia se patenteou com fenômenos remitentes ou intermitentes mais ou menos bem manifestos; porém não podemos deixar de confessar que alguns abusos cometeram-se na sua administração, empregando-o indistintamente em toda e qualquer circunstância; porquanto, assim como era profícuo, e talvez o mais vantajoso meio, para obstar aos progressos da moléstia no maior número de casos, também se não pode desconvir que foi ele prejudicial em muitas condições, sobretudo quando a moléstia caracterizava-se pelas formas álgida, sincopal, e do tifo icteroide sem remitências sensíveis.

Isto que acabamos de dizer é em parte confirmado pelo valioso testemunho do distinto observador, o sr. dr. Valladão, quando assim se exprime:[3]

Em geral o sulfato de quinina não foi vantajoso no tifo icteroide, quanto o foi na febre amarela: a secura da pele, o estado da língua, a frequência do pulso o contraindicavam no primeiro caso, em que melhor aproveitavam os banhos mornos gerais, as limonadas, laranjadas, bebidas nitradas, e os brandos laxantes durante o segundo período: no terceiro período, porém, máxime no estado adinâmico ou ataxo-adinâmico, recorria-se com proveito aos tônicos, água vinhosa, água de Inglaterra, cozimento antifebril de Lewis, e clisteres do cozimento de quina e valeriana com julepo de cânfora.

Nós sabemos que os médicos das Antilhas seguem a prática de, logo que aparece a remissão do primeiro período, prescreverem o sulfato de quinina segundo o preceito estabelecido, cremos que pelo sr. Barbe; porém não nos podemos conformar com um tal proceder; porquanto esta remissão muitas vezes nada indica relativamente ao caráter da moléstia, não é mais do que o sinal da passagem para o segundo período, e o prelúdio da queda das forças, como tivemos muitas ocasiões de observar na epidemia por que passamos, acontecendo sobrevir, logo à primeira aplicação do sulfato de quinina, o vômito negro, não porque ele o determinasse; mas sim porque a matéria do vômito já existia depositada no estômago, e só necessitava para a sua expulsão o agente provocador, que era nesse caso a ingestão do sulfato.

Sem pensarmos entretanto como o sr. Joubert "que quando o sulfato reprime a moléstia desde seu segundo período, ficam quase sempre dúvidas sobre a natureza da febre que se tinha a combater, e que quando falha agrava de mais a mais a moléstia" não podemos deixar todavia de encarar como mui judicioso o pensamento que ele exprimiu no relatório que fez sobre a epidemia da febre amarela, que em 1843 desenvolveu-se na fragata francesa de vapor *Gomer* em Pensacola, dando conta do tratamento que empregara com brilhante resultado, tendo só dezessete mortos sobre 160 doentes. "Todo o valor do tratamento consiste, a nosso ver, na oportunidade das depleções sanguíneas e sua quantidade, no emprego judicioso dos laxativos e diuréticos, enfim na oportunidade e modo de administração do sulfato de quinina."

Tais foram em resumo os meios em geral empregados pelos clínicos desta cidade, com algumas modificações devidas às condições especiais da moléstia, no seu primeiro período, e aos quais as mais das vezes ela cedeu, deixando de passar aos outros, se os doentes recorriam com tempo aos cuidados do médico, e eram-lhes eles aplicados com perseverança, método e regularidade. Algumas vezes entretanto, sobretudo nos estrangeiros não aclimados, e naquelas pessoas sujeitas a enfermidades crônicas, ou dotadas de uma constituição deteriorada por vícios e excessos de todo o gênero, ou mesmo em algumas que se não achavam nestas condições, apesar de todos estes meios serem postos em prática desde os primeiros incômodos, as lesões progrediam, e sobrevinham os sintomas especiais aos outros períodos.

Então redobravam as dificuldades de encaminhar a moléstia para uma feliz resolução; a posição do médico se tornava cada vez mais difícil, atenta a variedade com que em um mesmo indivíduo se apresentavam os sintomas característicos destes períodos, a rapidez de sua marcha, a recíproca substituição das diversas formas sintomáticas apontadas, e as modificações que por isso se era obrigado a cada momento fazer nos meios terapêuticos empregados. Entretanto em geral a prática seguida pela mor parte dos médicos, e aquela que melhores resultados trouxe foi a que vamos expor, fundada toda no caráter especial dos sintomas preponderantes.

Apenas apareciam os fenômenos precursores do segundo período, fosse o ventre sensível ou não, recorria-se à aplicação de ventosas sarjadas ao epigástrio, bebidas evacuantes, usando uns dos calomelanos, outros das águas magnesianas, outros das limonadas de citrato de magnésia, visto que o estômago suportava então menos os outros laxativos de que fizemos menção. Usava-se também dos clisteres mais ou menos ativos, para despertar o movimento peristáltico dos intestinos, e obstar aos antiperistálticos, para os quais tanta tendência havia neste período da moléstia.

Com este tratamento, com o uso das bebidas geladas, o emprego da água de louro-cereja, sulfato de quinina, e outros meios aconselhados pelo estudo e apreciação dos fenômenos gerais, ainda se conseguia muitas vezes fazer parar os progressos da moléstia, e o doente restabelecer-se com mais ou menos prontidão.

Outras vezes, entretanto, nenhum êxito favorável se alcançava do emprego de semelhantes meios; a moléstia continuava em seus progressos, e a situação do médico e do doente tornavam-se mais críticas: nenhuma regra fixa era possível estabelecer na escolha da terapêutica, por isso que os meios a empregar variavam tanto quanto as modificações fenomenais que se observavam.

Se era o vômito que preponderava, o tratamento variava segundo que o soluço concorria ou não com ele. No primeiro caso, convinha ainda insistir nos meios já apontados, menos nas bebidas geladas, porque de ordinário despertavam mais o soluço, e aumentavam os padecimentos do doente, entretanto que no segundo eram tomadas com prazer pelos doentes, e eles mesmos experimentavam com elas grande alívio.

No caso de existência do soluço tirava-se mais proveito do emprego do éter, das bebidas opiadas, das fricções com éter ao epigástrio, ou da aplicação de panos embebidos no mesmo líquido, dos emplastros de losna, do sinapismo, e em poucos casos do vesicatório.

Quando os vômitos coincidiam com raios de sangue, ou mesmo com pequenas hemorragias, com ansiedade, inquietação, etc., recorria-se com alguma vantagem ao emprego da tintura de digitális e nitro em água destilada, e à aplicação de cataplasmas de linhaça feitas com o cozimento da mesma planta sobre o epigástrio. As aplicações frias ao ventre, as cataplasmas feitas em cozimento de espécies aromáticas, o uso interno das limonadas vegetais e minerais, sobretudo as vinagradas, a limonada concentrada de suco de limão, e a limonada sulfúrica, geladas ou não, assim como os adstringentes, eram os meios mais geralmente aplicados contra o vômito preto e hemorrágico, e aqueles que mais vezes aproveitavam. Entretanto alguns doentes sentiam-se muito incomodados com a suspensão do vômito negro pelo emprego dos adstringentes; e então convinha desafiá-los de novo por meio de água morna dada com profusão, e insistir no emprego dos clisteres purgativos mais ou menos estimulantes, e nas bebidas evacuantes, se o doente as suportava.

O sulfato e valerianato de quinina, as infusões de quina, valeriana, arnica e serpentária, o cozimento antifebril de Lewis, a água inglesa, os revulsivos, as fricções estimulantes gerais, a cânfora, o almíscar, as bebidas vinhosas, etc., eram ainda úteis nos casos, em que uma intermitência ou remitência mais ou menos sensível, com ou sem estado álgido e sincopal, com ou sem fenômenos adinâmicos acompanhava este período; os primeiros, sulfato e valerianato de quinina, quando paroxismos francos ainda existiam, e não havia tendência ao estado álgido; os segundos nos casos opostos, sobretudo se a algidez e a adinamia preponderavam.

Com este tratamento empregado metodicamente, e com mais ou menos perseverança, ainda se conseguiram salvar doentes que pareciam estar condenados a uma morte certa e inevitável pela gravidade dos fenômenos que se notavam.

Cumpre, porém, dizer que os revulsivos permanentes foram sempre empregados com muita reserva não só pela facilidade com que os pontos por eles ofendidos degeneravam facilmente em ulcerações gangrenosas, como também pela grande supuração que, de ordinário, sucedia à sua administração, mormente nos casos tifoídeos, nos adinâmicos e hemorrágicos, especialmente nestes últimos, nos quais às vezes não faziam mais do que acrescentar uma nova fonte de perdas de sangue, criando mais um ponto, pelo qual se efeituavam hemorragias passivas mais ou menos abundantes.

Se fenômenos atáxicos, como tremor de língua, delírio, frenesi, sobressaltos de tendões, convulsões, etc., caracterizavam este período da enfermidade, aproveitavam mais as ventosas sarjadas à nuca, as bichas às têmporas e apófises mastoídeas, o uso dos banhos tépidos gerais, das fricções à espinha com a pomada de beladona e louro-cereja, o uso interno destas substâncias em doses proporcionadas à violência dos sintomas, as bebidas refrigerantes, as aplicações frias à cabeça, os sinapismos repetidos aos extremos, e os clisteres mais ou menos estimulantes.

Se, como mais ordinariamente acontecia com as pessoas de avançada idade, preponderava o estado comatoso, recorria-se aos clisteres irritantes, aos purgativos enérgicos, ao tártaro em lavagem, às ventosas sarjadas na nuca e lados da espinha, aos revulsivos aos extremos e à nuca, além de outros meios reclamados pelas condições dos doentes; porém convém confessar que, em tais casos, pouco aproveitavam os meios empregados, quaisquer que eles fossem, e que a moléstia quase sempre terminava fatalmente.

No caso de coincidir a moléstia, ou antes caracterizar-se por fenômenos tifoídeos, convinha sobretudo insistir no emprego das ventosas sarjadas ao ventre, das bichas no ânus, dos laxativos brandos repetidos, dos banhos gerais feitos com o cozimento das cascas do pau-pereira, do sulfato de quinina, dos tônicos difusivos, das aplicações canforadas, conforme a natureza especial dos sintomas observados.

Os banhos frios por emborcação, afusão, e irrigação constituíram também um precioso meio de tratamento empregado em casos desesperados e gravíssimos. Foram aplicados no hospício do Livramento, Bom Jesus, Pedro ii e também segundo cremos na casa de saúde do nosso colega o sr. dr. Peixoto, hospital de Marinha, etc., e por alguns médicos na clínica particular.

A este respeito, diz o sr. dr. Valladão o seguinte:

O meio, entretanto, com que se pôde ainda salvar a quinta parte dos doentes em tal estado desesperado (referia-se ao terceiro período) foi o emprego das afusões de água fria, segundo o método do dr. Curie. Observou-se depois desta aplicação umas vezes o pulso diminuir de frequência, a pele tornar-se úmida, e mesmo cobrir-se de suor, que se favorecia por bebidas diluentes e diaforéticas, seguindo-se depois uma calma de todos os sintomas, a qual era logo aproveitada para a administração do sulfato de quinina; outras vezes pouco ou nenhum alívio experimentavam os doentes com a primeira afusão, e era mister repeti-la segunda e terceira vez com intervalo de algumas horas, se o estado da pele e do pulso permitia.

Infelizmente deixou-se de recorrer em muitos casos a esta aplicação por contraindicá-la a pequenez do pulso, o suor ou a diminuição da temperatura da pele, e o estado álgido e adinâmico. Na forma tifoica foram também proveitosas as afusões frias antes de se manifestarem os sintomas adinâmicos. A sonolência, os sobressaltos de tendões, e as convulsões as não contraindicavam, antes com elas moderavam, ou mesmo cediam algumas vezes. Não convinham, porém, quando havia dispneia, soluços, e diarreia.

Os sr.[s] dr.[s] Lallemand e José Mariano da Silva, médicos do lazareto do Bom Jesus, em sua exposição feita ao ex.[mo] sr. provedor da Santa Casa da Misericórdia, referindo-se a este ponto, diziam o seguinte: "empregamos as emborcações de água fria de diferentes maneiras em casos bastantemente graves, e atribuímos a salvação de alguns doentes a este meio enérgico".[4]

Daqui se colige que elas aproveitavam em todas as formas da moléstia, menos nas álgida, sincopal, e colérica, sobretudo quando já havia fenômenos adinâmicos em campo.

Foram estes em geral os meios terapêuticos aplicados pela generalidade dos práticos do Rio de Janeiro, com esta ou aquela modificação, segundo as condições particulares da moléstia, e a predileção de cada médico para este ou aquele meio de preferência a qualquer outro.

Resumindo, pois, quanto havemos dito, temos para o começo da moléstia o uso dos diaforéticos com o fim de promover o suor, e depois dos diluentes e temperantes, com ou sem emissões sanguíneas, para debelar o eretismo ou orgasmo flegmásico do primeiro período; e logo após o emprego dos evacuantes para desafiar as evacuações, e os antiperiódicos havendo remissões mais ou menos bem patentes. No segundo período o emprego das ventosas sarjadas e das sanguessugas nos pontos mais atacados, e que eram o assento de congestões ou irritações intensas; das bebidas ácidas, geladas ou não, dos clisteres irritantes, dos evacuantes, das bebidas nitradas, da água de louro-cereja, das bebidas opiadas e etéreas, das fricções à espinha com a pomada de louro-cereja ou beladona, dos banhos mornos emolientes ainda, ou tônicos, dos adstringentes internamente, da quinina, dos tônicos difusivos, dos revulsivos aos extremos, e mesmo sobre o estômago, segundo a índole e natureza especial dos fenômenos que preponderavam. No terceiro período, os mesmos meios e os banhos frios, quando o estado do pulso e o do calor o permitiam.

Agora, se procurarmos comparar o que temos expendido acerca do tratamento da febre amarela, que é o mesmo em geral aconselhado na mor parte dos escritos dos modernos, modificado pelo estudo e observações próprias dos médicos do país, veremos que o tratamento atualmente aconselhado para combater a febre amarela, pouco se afasta do indicado, como mais profícuo contra esta terrível moléstia pelo maior número dos médicos da Antiguidade, salvo os aperfeiçoamentos trazidos pelos progressos dos conhecimentos químicos e farmacológicos da nossa época; porquanto nenhuma das aplicações que se tem querido apresentar como inovações deixa de se achar indicada nos escritos dos antigos.

E a prova mais convincente do que acabamos de dizer encontra-se na leitura do primeiro trabalho que se conhece sobre a febre amarela, e do qual já temos falado por mais de uma vez, que vem a ser, o do médico português João Ferreira da Rosa, trabalho onde esse distinto observador mostra sua vasta erudição, e grande soma de conhecimentos para a época em que escrevera. Aí já se acham formuladas as bases do tratamento da febre amarela, tal como é hoje seguido.

Vê-se que este prático recomenda a sangria no princípio da moléstia, os ácidos vegetais e outros refrigerantes; os purgantes, havendo grande alteração de sangue, ou sendo pouco robustos os doentes, e para a declinação da moléstia.

Que aconselha as sanguessugas ao ânus nos indivíduos pouco robustos, em que não é possível insistir na sangria, nos que sofrem do fígado, baço e mesentério, assim como nos ameaçados do frenesi; as ventosas secas ou sarjadas em todos os períodos da moléstia, dando-lhes preferência às bichas.

Que reprova o uso dos cáusticos em toda e qualquer circunstância pelos seus maus resultados, e aconselha o emprego dos temperantes, anódinos, e narcóticos internamente e em clisteres em vários casos, devendo os narcóticos ser aplicados só em condições muito urgentes.

Que prescreve combater o coma e letargo pelos mesmos meios que o delírio e frenesi, a saber, pelas sanguessugas no ânus, ventosas secas e sarjadas na nuca, clisteres purgativos e excitantes a miúdo, revulsivos temporários feitos com substâncias diferentes, esternutatórios, e outros meios em relação com as teorias de sua época.

Que, tratando da sede intensa e da secura da boca, aconselha combatê-las com os refrigerantes, com o suco das frutas ácidas, e sobretudo com as vinagradas, que são o seu remédio por excelência.

Que, falando do vômito, do soluço, dor no estômago, etc., insiste no emprego das ventosas sarjadas ou secas no epigástrio, das fomentações com o óleo de losna no mesmo ponto, e das limonadas de vinagre.

Que, finalmente, referindo-se ao estado sincopal, preconiza as limonadas vinhosas, os tônicos diversos, os linimentos feitos com substâncias aromáticas para friccionar a região precordial e outros lugares, as ventosas secas no mesmo ponto, os epítemas excitantes, etc.[5]

Agora, se ainda consultarmos outros escritores antigos, reconheceremos que Lind, médico inglês, em sua obra intitulada — *Ensaio sobre as moléstias dos europeus nos países quentes* — publicada em 1777, aconselha em primeiro lugar a sangria, e depois os evacuantes por cima e por baixo, os antimoniais com associação do ópio, em pequenas doses, para promover a transpiração, os banhos gerais, e para o fim da moléstia a quina, o almíscar, cânfora, etc.

Que Valentin e Grimaud já preconizam, como úteis e vantajosos, os banhos e imersões n'água fria para combater a febre amarela, etc., etc. Que portanto certos meios que se tem apregoado como inovações, e como o resultado da marcha progressiva da ciência, tais como, o emprego do sulfato de quinina, a preferência das ventosas sarjadas, o uso dos banhos frios e outros, não constituem novidades, porque em substância são a mesma cousa que os antigos aconselhavam, e preenchem as mesmas vistas terapêuticas. A única diferença que há é só a que resulta do aperfeiçoamento devido aos progressos da química e da farmacologia moderna, assim como do conhecimento mais exato da ação dos diferentes meios empregados, e da ocasião mais oportuna para sua aplicação.

Ainda mais reconheceremos que o tratamento, que por ora mais vantajoso se mostra na febre amarela, particularmente nos últimos períodos, é certamente o fundado na índole especial dos sintomas. Nem de outra maneira poderá ser, enquanto for desconhecida a natureza íntima da causa que a produz.

Seria agora ocasião de expormos algumas particularidades acerca do tratamento seguido pelos diferentes práticos, a fim de melhor comprovarmos o que avançamos no começo deste artigo; porém guardar-nos-emos para o fazer no artigo sobre a mortalidade, limitando-nos aqui a dizer alguma cousa sobre um meio, que para o fim da epidemia foi lembrado pelo sr. dr. Lacaille, e empregado por alguns práticos para combater o vômito negro: queremos tratar do bissulfito de cal.

O sr. Lacaille, tendo reconhecido pela análise do sangue dos febricitantes a presença de um ácido, empreendeu, fundado nas experiências de Milsen sobre as propriedades do bissulfito de cal, fazer algumas observações acerca do emprego deste sal no tratamento da moléstia. Os primeiros experimentos tiveram lugar em seis casos, alguns dos quais gravíssimos, e um deles com vômito hemorrágico: e os resultados obtidos foram sem dúvida vantajosos e animadores. Logo depois o sr. dr. Antonio da Costa o empregou com bom êxito em dous casos, um de vômitos escuros, e outro de tal intolerância gástrica que o estômago não conservava remédio algum. O sr. dr. Lacaille teve ainda ocasião de usar dele com proveito em um caso de vômito negro bem caracterizado, e o sr. dr. Cruz Teixeira em outro idêntico no hospital da Ordem Terceira de São Francisco de Paula.[6]

Não duvidando que o bissulfito de cal possa ser muito vantajoso no tratamento da febre amarela para combater o vômito negro, todavia cremos que os fatos referidos são por ora mui poucos, para darmos a este remédio a superioridade sobre outros aconselhados contra tão terrível moléstia; porquanto, além de só se dar a existência do vômito negro em dous casos, nesses mesmos recorreu-se, como se pode ver no corpo das observações transcritas na gazeta citada, ao emprego de outros meios poderosos, que em iguais circunstâncias aproveitaram as vezes. A isto acresce que o vômito negro, como tivemos ocasião de notar muitas vezes, e como mui bem o disse o sr. dr. Saules, cessava logo que suspendia-se toda a medicação, ou fosse sua extinção devida aos próprios esforços da natureza, à ação dos purgativos então empregados, ou fosse enfim devido à sua substituição por evacuações de matérias semelhantes às do vômito, espontâneas ou provocadas pelos evacuantes.[7]

---

1 Os maus resultados do emprego dos cáusticos nesta moléstia foram reconhecidos desde muito; porquanto, no primeiro escrito que sobre ela apareceu, o de João Ferreira da Rosa, já este distinto observador se pronunciava contra sua aplicação em toda e qualquer circunstância, tanto pelo resultado de sua experiência, como pelos princípios que tinha acerca de sua maneira de obrar, embora soubesse que outros práticos os empregavam; pois que, mesmo na prática dos outros, nunca notou que produzissem efeito vantajoso, parecendo-lhe que só se salvavam aqueles doentes em que a moléstia era benigna, e desnecessário se tornava recorrer a meio tão violento.

Vede obra citada — dúvida 10.ª, p. 127 e seguintes.

2 A sangria repetida é um dos meios muito elogiados pelo distinto prático há pouco citado. Ele a aconselha nos primeiros dias nos homens fortes e vigorosos, assim como havendo alguma evacuação suprimida. Seguindo este método, diz-nos ele que raras vezes observou, nos seis anos por que já durava a epidemia quando escrevia a sua obra, perigar doente algum; e acrescenta que a sangria do braço aproveitava quase sempre; que a do pé, pelo contrário, pouco ou nada produzia, notando-se que morria grande número de doentes em que era ela aplicada.

Obra citada, dúvida 2.ª, p. 65 — disputa 2.ª.

3 Trabalho estatístico citado.

4 *Jornal do Commercio* de 12 de fevereiro de 1850.

5 Lede a obra citada — segunda parte da p. 65 em diante.

6 Lede os números 10, 11, 12 e 20 da *Gazeta dos Hospitaes* — 1850.

7 Estava já escrito este artigo, quando nos veio à mão a *Gazeta dos Hospitaes* de 1.º de fevereiro deste ano, na qual deparamos em uma nota escrita pelo nosso colega o sr. dr. Antonio José Peixoto, referindo-se a dous casos de febre amarela que ultimamente tinham aparecido na sua casa de saúde, com o seguinte trecho, que nos apressamos a transcrever. "O primeiro sucumbiu no dia 16, quatro dias e duas horas depois de sua entrada; o segundo morreu no dia 21, isto é, nove dias e três horas depois da entrada. Em ambos empreguei o bissulfito de cal, tão preconizado nestes últimos tempos, e que julgo completamente ineficaz, não por ter sido inútil ou de nenhum efeito nestes dous casos, porém por me ter falhado em mais de trinta doentes, nos quais o empreguei durante a epidemia."

XI.

DA MORTANDADE NO RIO DE JANEIRO, E SUA PROPORÇÃO RELATIVAMENTE AO NÚMERO DOS ATACADOS

Cousa alguma seria, por certo, de mais alta importância e interesse do que esta parte do nosso trabalho, se porventura chegássemos a determinar com exatidão a mortandade que houve nesta cidade, assim como o número de pessoas atacadas pela febre epidêmica; porque então ser-nos-ia fácil, de um lado, desmentir os boatos exagerados que aqui e na Europa[1] se espalharam acerca da mortandade havida nesta Corte, e, de outro, comprovar o grau de importância da salubridade do clima do Rio de Janeiro, e mais uma vez mostrar que as epidemias, se não encontram nele obstáculo a seu desenvolvimento e intensidade, pelo menos acham um modificador importante, que diminui consideravelmente sua perniciosa influência, em vista do que se observa em outros países. Pois parece-nos fora de toda a dúvida que nenhum país há, no qual uma epidemia de febre amarela tão intensa e geral, como aquela que grassou nesta cidade, menor número de vítimas tenha feito, segundo se colige da história das epidemias que têm reinado em diferentes tempos em outras partes.

Mas, quem conhece as dificuldades com que se luta entre nós para se alcançar alguma cousa, quem está ao fato do estado da nossa sociedade, quem sabe, além disto, dos embaraços e dificuldades que há a vencer na formação de um trabalho deste gênero, mesmo em países mais bem montados, e nos quais as questões desta ordem são estudadas com todo o cuidado e critério, não deixará sem dúvida de avaliar logo quantas faltas e defeitos se deverão encontrar nesta parte do nosso escrito, e com quantas dificuldades não lutamos, quanto tempo não gastamos para podermos conseguir fazer este trabalho, assim mesmo imperfeito como é: por isso acreditamos que seremos relevados das faltas que porventura nele se encerrem, e que confessamos serem muitas.

Para obviar aos muitos e grandes defeitos e inconvenientes que deveriam de necessidade resultar da imperfeição e confusão dos documentos, que serviram de base à composição deste artigo, seguimos um método, que nos pareceu ser o mais apropriado para chegarmos a conclusões mais aproximadas do grau de exatidão naquilo que vamos expor.

Assim apresentamos: primeiro, o resultado das estatísticas das enfermarias da Misericórdia: segundo, dos diversos estabelecimentos particulares: terceiro, dos hospitais militares:

quarto, finalmente da clínica particular daqueles colegas que se dignaram aceder ao nosso pedido, enviando-nos um resumo sobre os fatos de sua clínica. Feito isto, expomos a relação numérica dos enterramentos feitos nos cemitérios e nas diferentes igrejas; e, da proporção dos mortos para a dos atacados nas estatísticas referidas, avaliamos para os das estatísticas não conhecidas, e da proporção geral dos mortos deduzimos a dos atacados.[2]

Conhecemos que o cálculo por esta forma é muito imperfeito, e nunca poderá dar resultados exatos; porém não deixamos também de conhecer que era o único meio, pelo qual podíamos chegar às conclusões mais aproximadas da exatidão, uma vez que nos faltavam todos os esclarecimentos e dados indispensáveis para podermos chegar a conclusões rigorosas e exatas.

Acompanharemos algumas das estatísticas aqui apresentadas de uma breve notícia acerca da terapêutica empregada nos doentes a que elas se referem, para melhor se poder avaliar do grau de aproveitamento de cada um dos métodos de tratamento, e certificar a exatidão do que avançamos no artigo sobre o tratamento da moléstia.

CLÍNICAS DOS DIVERSOS HOSPITAIS

	CURADOS	MORTOS	TOTAL
Nas enfermarias da Misericórdia trataram-se durante a epidemia 2086 doentes	1050	1036	2086
Estrangeiros diversos 1645			
Nascidos no Brasil 174			
Africanos 191			
Sem declaração de nacionalidade 76			
Morreram —			
— dos estrangeiros 896			
— dos africanos 52			
— do país e sem declaração[3] 76			
Hospital da Ordem Terceira de São Francisco de Paula, do 1.º de janeiro ao último de maio, trataram-se 122	111	11	122
Estrangeiros 121			
Nascidos no país 1			
Hospital de São Francisco da Penitência 167	149	18	167
Estrangeiros 139			
Nascidos no país 4			
Africanos 24			
É médico de ambos o sr. dr. De-Simoni.[4]	1310	1065	2375

		CURADOS	MORTOS	TOTAL
		1310	1065	2375
Hospital da Ordem Terceira do Carmo de 6 de janeiro a 24 de junho 130 doentes		101	18	119
Estrangeiros	107			
Nascidos no Brasil	11			
Africanos	12			

Foram remetidos em princípio 11 para o lazareto.[5]
É médico do hospital o sr. dr. Bompani.

Casa de saúde do sr. dr. Antonio José Peixoto

Do 1.º de janeiro ao último de maio trataram-se	729	529	182	711
Portugueses	506			
Nações diversas	203			
Nascidos no país	2			
Africanos	8			
Idem do 1.º de maio ao último de julho trataram-se	87	58	29	87
Não se designam as naturalidades.[6]				

Enfermaria de São Vicente de Paula trataram-se	281	153	128	281
Eram todos portugueses e foi empregada a homeopatia.		[2151]	[1422]	[3573]*

* O original apresenta ao final de cada página e no início da página seguinte a soma parcial. Os números entre colchetes indicam a soma parcial de acordo com a diagramação desta edição. (N. do E.)

	CURADOS	MORTOS	TOTAL
	[2151]	[1422]	[3573]
Hospital de Marinha — Serviço do sr. dr. Feital do 1.º de janeiro ao último de março trataram-se 380 — doentes[7]	369	11	380
Idem — Serviço do sr. dr. Bento de Carvalho e Sousa — de 15 de janeiro a 15 de abril foram tratados 163 doentes	161	2	163
Idem — Serviço do sr. dr. Joaquim José da Silva Pinto — 54 doentes[8]	54	0	54
Idem — Serviço do sr. Francisco Marciano de Araujo Lima — até o dia 15 de abril 449 doentes[9]	344	23	367
Hospital do Corpo de Permanentes, sob a direção do sr. dr. João José de Carvalho, de 26 de fevereiro a 28 de abril de 1850, trataram-se 351 doentes	341	1	342

Os 9 que faltam no número dos curados ou mortos ficaram em tratamento na ocasião, em que foi apresentada esta estatística; por isso deixam de ser aqui incluídos.[10]

Enfermaria provisória do 1.º Regimento de Cavaleria Ligeira — Serviço do sr. dr. Monte Negro, trataram-se em março e abril 230 doentes[11]	230	0	230
	[3650]	[1459]	[5109]

	CURADOS	MORTOS	TOTAL
	[3650]	[1459]	[5109]

Hospital Militar da Guarnição
da Corte — Serviço dos sr.ˢ dr.ˢ
Torres Homem, Franzini e
Carlos Frederico no impedimento
do sr. dr. Marinho.

Trataram-se 610 doentes	570	40	610

Destes doentes — 40 foram
acometidos no hospital,
achando-se nas enfermarias
de cirurgia.[12]

Enfermaria do Calabouço
(casa de correção).

Trataram-se 85 doentes	83	2	85

Enfermaria do Aljube

Trataram-se 64 enfermos[13]	62	2	64

Casa de saúde do Saco do
Alferes n.º 253.

Trataram-se na enfermaria
consagrada pela Sociedade de
Beneficência Francesa aos
marinheiros e operários da mesma
nação — de 19 de fevereiro a
22 de maio de 1850 — sendo médicos
os sr.ˢ dr.ˢ Lacaille e Level —

63 doentes, dos quais	31	32	63

Nas outras enfermarias, a cargo
dos sr.ˢ dr.ˢ Sigaud, Pennel e
Antonio da Costa, de janeiro até

julho, trataram-se 80	30	50	80
	[4426]	[1585]	[6011]

		CURADOS	MORTOS	TOTAL
		[4426]	[1585]	[6011]
Estrangeiros diversos	69			
Brasileiros	7			
Africanos[14]	4			
Enfermaria do Arsenal de Guerra até 29 de maio — Serviço do sr. dr. Amaro Manoel de Moraes[15]		33	0	33
Enfermaria provisória da Praia Vermelha — Serviço do sr. dr. Rego Macedo		179	2	181
Total		4638	1587	6225

Resumindo quanto havemos até aqui exposto, temos que se trataram nos diversos hospitais os doentes seguintes, dos quais

		CURARAM-SE	MORRERAM
Enfermarias da Misericórdia	2086	1050	1036
Ordem Terceira de São Francisco de Paula	122	111	11
Idem da Penitência	167	149	18
Idem do Carmo	119	101	18
Casa de saúde do sr. dr. Peixoto	798	587	211
Enfermaria de São Vicente de Paula	281	153	128
Hospital de Marinha[16]	964	928	36
	4537	3079	1458

		CURARAM-SE	MORRERAM
	4537	3079	1458
Corpo de Permanentes	342	341	1
Enfermaria do 1.º Regimento de Cavaleria	230	230	0
Idem da Praia Vermelha	181	179	2
Hospital Militar	610	570	40
Enferm.ª do Calabouço	85	83	2
Idem do Aljube	64	62	2
Casa de saúde do Saco do Alferes	143	61	82
Enfermaria do Arsenal de Guerra	33	33	0
	6225	4638	1587

Das considerações precedentes conhece-se que a mortandade, nos diferentes hospitais, considerada de uma maneira geral, e abstração feita de todas as circunstâncias inerentes ao estado e condições em que entravam os doentes para aqueles estabelecimentos montou a 26,37%.

Mas, se levarmos em conta as condições especiais em que se recolhiam os doentes para aqueles estabelecimentos, o grau de aclimamento, a naturalidade dos indivíduos, etc., veremos que ela foi muito maior naqueles estabelecimentos, para os quais os doentes entravam nos extremos da vida, e onde preponderavam os estrangeiros não aclimados, os marinheiros, operários, etc., como, por exemplo, nas enfermarias da Misericórdia, na casa de saúde do Saco do Alferes, na do sr. dr. Peixoto, e na enfermaria de São Vicente de Paula, regulando:

Na 1.ª	49,66%
Na 2.ª	57,34%
Na 3.ª	26,44%
Na 4.ª	45,55%

Que foi também grande nos hospitais das ordens de São Francisco de Paula, da Penitência e do Carmo, onde preponderavam ainda os estrangeiros, caixeiros com especialidade, muitos dos quais não aclimados, ou recém-chegados, regulando:

Na 1.ª	9,01%
Na 2.ª	10,77%
Na 3.ª	18%

Que ela foi proporcionalmente muito pequena nos estabelecimentos, em que predominavam, ou eram quase exclusivamente tratados os filhos do país e estrangeiros já aclimados, como nos hospitais regimentais, não excedendo, nem chegando mesmo a 6% naqueles, em que a mortalidade mais avultou, diferençando-se pouco do que ocorreu na clínica de fora dos hospitais, de que agora nos vamos ocupar.

CLÍNICA PARTICULAR

		CURADOS	MORTOS	TOTAL
O sr. dr. José Mauricio tratou 611 doentes		604	7	611
Nascidos no Brasil	448			
Estrangeiros diversos	69			
Africanos	94			
Homens 300, mulheres 311 Morreram 2 portugueses, 5 brasileiros.[17]				
Na minha clínica tratei 532 doentes		518	14	532
Nascidos no Brasil	378			
Estrangeiros diversos	48			
Africanos	106			
Homens 284, mulheres 248 Morreram 6 portugueses, 8 brasileiros.[18]				
O sr. dr. Severiano Rodrigues Martins tratou 656		649	7	656
Nascidos no Brasil	428			
Africanos e estrangeiros	228			
Morreram 3 nascidos no país, 4 estrangeiros.[19]				
		1771	28	1799
O sr. dr. Jacintho Rodrigues Pereira Reis, 495		492	3	495
Estrangeiros	28			
Nacionais	325			
		[2263]	[31]	[2294]

		CURADOS	MORTOS	TOTAL
		[2263]	[31]	[2294]
Africanos e crioulos	142			
Morreram 2 brasileiros, 1 português.[20]				
O sr. dr. Persiani tratou 348		333	15	348
Faleceram 9 estrangeiros — 6 nacionais.[21]				
O sr. dr. Montes de Oca tratou 206		198	8	206
Estrangeiros diversos	93			
Nascidos no país	62			
Africanos	51			
Morreram 7 estrangeiros e 1 brasileiro.[22]				
O sr. dr. Sigaud até o fim d'abril 364 doentes		325	39	364
Estrangeiros diversos	165			
Nascidos no país	127			
Africanos	72			
Homens 281, mulheres 72, crianças 11				
Faleceram 28 homens 8 mulheres — 3 crianças.[23]				
O sr. dr. Manoel Maria de Moraes e Valle tratou 321 doentes		313	8	321
Morreram 6 portugueses, 2 crianças.[24]				
		[3432]	[101]	[3533]

		CURADOS	MORTOS	TOTAL
		[3432]	[101]	[3533]
O sr. dr. Haddock Lobo tratou 741 doentes		729	12	741
Estrangeiros diversos	183			
Nascidos no país	419			
Africanos	139			
Homens 487, mulheres 254 Faleceram 12 doentes.[25]		4161	113	4274

Temos exposto quanto basta para conhecer-se a veracidade do que avançamos, quando nos ocupamos da terapêutica da enfermidade; porquanto, a exceção de uma ou outra opinião acerca do procedimento a seguir na invasão da moléstia, sangrando ou não os doentes, todos concordam na utilidade do emprego dos diaforéticos e laxativos no primeiro período, na administração do sulfato de quinina nos casos de remitência ou intermitência, e finalmente na vantagem da medicina sintomática nos outros períodos. E, segundo acreditamos, poucos médicos se encontrarão que pensem como os nossos colegas, os sr.ˢ dr.ˢ Jacintho e Carvalho, um quanto à terapêutica conveniente, outro quanto à natureza da moléstia. Respeitando, como nos cumpre, suas opiniões por mais de um título, nenhuma reflexão apresentaremos a respeito.

D'ora em diante exporemos as outras relações estatísticas, sem acompanhá-las de detalhes sobre a terapêutica empregada nos casos a que elas se referem, mesmo porque em todas elas se encerram com pequena diferença observações idênticas às que até aqui têm sido expostas.

		CURADOS	MORTOS	TOTAL
		4161	113	4274
O sr. dr. Manoel Pacheco da Silva tratou 513 doentes		508	5	513
Estrangeiros	33			
Nascidos no país	258			
Africanos	222			

Os falecidos eram todos brasileiros.

		CURADOS	MORTOS	TOTAL
O sr. dr. J. M. Almeida Rego 482 doentes		474	8	482
Estrangeiros diversos	160			
Nascidos no país	192			
Africanos	130			

Faleceram 3 brasileiros — 5 estrangeiros.

		CURADOS	MORTOS	TOTAL
O sr. dr. João de Oliveira Fausto 281 doentes		276	5	281
Estrangeiros	46			
Nascidos no país	141			
Africanos	94			

Homens 153 mulheres 128

	CURADOS	MORTOS	TOTAL
O sr. dr. Carlos Frederico 63 doentes	61	2	63
	5480	133	5613

		CURADOS	MORTOS	TOTAL
		5480	133	5613

Estrangeiros 18
Nascidos no país 45
Faleceu 1 brasileiro — 1 português.

O sr. dr. José Felix Cordeiro
258 doentes   250   8   258
Estrangeiros 56
Nacionais 153
Africanos e crioulos 49
Faleceram 3 brasileiros —
4 estrangeiros — e 1 cuja
naturalidade não é determinada.

O sr. dr. Pedro Affonso Denys
62 doentes   61   1   62
Brasileiros 28
Estrangeiros 19
Africanos 15
Homens 34, mulheres 28,
crianças 19[26]

O sr. Antonio Rodrigues Cunha
750 doentes   732   18   750
Portugueses e 1 alemão 389
Nascidos no Brasil 317
Africanos 44
Homens 576, mulheres
174 Faleceram 8 brasileiros —
10 estrangeiros.[27]

| | [6523] | [160] | [6683] |

	CURADOS	MORTOS	TOTAL
	[6523]	[160]	[6683]

O sr. dr. Vicente de Andrade
Araujo 109 doentes — 105 · 4 · 109
Nascidos no Brasil 43
Em Portugal 66

Homens 64, mulheres 45
Faleceram 3 portugueses —
1 brasileiro — todos homens.

O sr. dr. F. J. Freire Durval
678 doentes — 666 · 12 · 678
Portugueses 181
Brasileiros 497

Homens 476, mulheres 206

O dr. Francisco Julio Xavier
311 doentes — 301 · 10 · 311
Não se declaram as naturalidades.

O sr. dr. Manoel José Barbosa
119 doentes — 115 · 4 · 119
Estrangeiros 32
Nacionais 69
Pretos 30

Faleceram 3 estrangeiros —
1 brasileiro.[28]

O sr. dr. F. M. Dias da Cruz
255 doentes — 247 · 8 · 255

	CURADOS	MORTOS	TOTAL
	[7957]	[198]	[8155]

		CURADOS	MORTOS	TOTAL
		[7957]	[198]	[8155]
Brasileiros	216			
Estrangeiros	31			
Africanos	8			

Homens 123, mulheres 132.
Faleceram 6 brasileiros —
2 portugueses.[29]

		CURADOS	MORTOS	TOTAL
O sr. dr. J. R. Norberto Ferreira				
353 doentes		341	12	353
Estrangeiros	38			
Nacionais	304			
Africanos	11			

Homens 162, mulheres 191
Não se designam as naturalidades
dos falecidos.[30]

		CURADOS	MORTOS	TOTAL
O sr. dr. J. C. da Fonseca Paes				
240 doentes		238	2	240
Estrangeiros	22			
Nascidos no Brasil	218			

Faleceu 1 português —
1 brasileiro.[31]

		CURADOS	MORTOS	TOTAL
O sr. M. A. Magalhães Calvet				
346 doentes		337	9	346
Estrangeiros	95			
Nacionais	121			
Pretos	130			

Faleceram 3 brasileiros —
6 estrangeiros.

		CURADOS	MORTOS	TOTAL
		[8873]	[221]	[9094]

		CURADOS	MORTOS	TOTAL
		[8873]	[221]	[9094]
O sr. dr. J. R. de Sousa Fontes como membro da comissão de saúde tratou 84 doentes		84	0	84
Portugueses	16			
Nacionais	68			
Homens 52, mulheres 32.				
Em sua clínica particular 538 doentes		530	8	538
Portugueses	167			
Nascidos no país	221			
Africanos	150			
Não se designam as naturalidades dos falecidos.				
O sr. dr. L. Francisco Ferreira 66 doentes		65	1	66
O sr. dr. Joaquim Antonio de Araujo Silva 54 doentes[32]		53	1	54
Total		9605	231	9836

Das relações supramencionadas se depreende que a mortandade na clínica de fora dos hospitais limitou-se a 2,34%. Mas esta não é, nem pode ser nunca a proporção real da mortandade fora daqueles estabelecimentos, porque seria então necessário, para achar o número de atacados pela febre, ao qual correspondesse o dos mortos que houve, ir procurá-lo talvez em toda a população das oito freguesias da cidade, se não em uma população superior. A proporção da mortalidade neste último caso não pode ser nunca calculada em menos de 3%, e isso mesmo porque muitos dos que começavam o tratamento fora dos hospitais, eram para ali enviados, depois de esgotados os recursos da arte, sem o que talvez a proporção excedesse de 5%.

As razões que nos levam a estabelecer a proporção de 3%, são: primeira, que muitos doentes houve que morreram ao desamparo em suas casas, sem se sujeitarem a tratamento algum; e foram os corpos remetidos pela autoridade competente para os cemitérios, a fim de se sepultarem: segunda, que outros morreram abandonados por aqueles que se tinham incumbido do seu tratamento, os quais, reconhecendo o perigo de vida, e receando-se dos embaraços da certidão de óbito, os deixavam nos últimos momentos da existência: terceira, porque em muitos foi a enfermidade designada com nomes diversos, como pudemos deduzir das certidões de óbito que pararam em nossas mãos; pois que, havendo médicos que observaram grande número de febres tifoides, biliosas, cerebrais, gastroenterites com icterícias, e lesões do cérebro, não encontraram, em todo o curso da epidemia, um só caso de febre amarela, embora não poucos doentes perdessem dessas moléstias!!

Acresce ainda que nem todos os clínicos foram igualmente felizes no tratamento de seus doentes, como pudemos avaliar pelos atestados enviados à polícia, mesmo incompletos como estão; pois dentre os passados, durante a epidemia, por seis dos médicos que seguem as doutrinas homeopáticas, e que têm mais clientela encontramos 123 com a declaração — febre amarela ou febre reinante — e nos de alguns, que seguem os preceitos da medicina ordinária, máxime daqueles que especialmente exerciam a clínica entre os estrangeiros e a bordo dos navios, encontramos também um número superior ao de todas as relações aqui referidas, cumprindo-nos fazer sentir que, quer em um caso, quer em outro, fizemos abstração dos mortos nos hospitais e casas de saúde.

Feitas estas observações preliminares, vejamos qual foi a mortandade total da febre amarela nesta cidade, e o número aproximado dos indivíduos por ela atacados. Para chegarmos a este último resultado, faremos por enquanto abstração dos tratados e mortos nos hospitais, e basearemos unicamente o nosso cálculo na mortalidade da clínica civil segundo a proporção que havemos estabelecido.

Pela estatística publicada pela polícia em 9 de maio de 1850 no *Jornal do Commercio*, estatística sem dúvida muito exata, e que antes pecará por excesso do que por diminuição (embora muita gente pense o contrário) segundo pudemos coligir dos registros dos enterramentos na Ordem Terceira de São Francisco de Paula, que nos foram confiados, sepultaram-se até o último de abril.

Nas igrejas   1886 pessoas
Nos cemitérios   1428 pessoas

O que soma 3315 pessoas, às quais juntando 28 que se enterraram na capelinha da Conceição, segundo consta das guias de *sepulte-se* que tivemos em nosso poder; única igreja que deixou de ser mencionada na estatística da polícia temos até o fim de abril um total de 3343 mortos.

Dessa data até o fim de agosto, segundo consta das participações oficiais recebidas diariamente pelo Ministério da Justiça, morreram ainda de febre amarela 517 pessoas, das quais 61 sepultaram-se no cemitério da Gamboa, segundo as participações dadas pelo consulado inglês, 83 no Cemitério de São Francisco de Paula, pelo que consta dos seus registros de enterramento, e o resto no campo-santo da Misericórdia e hospício de Pedro II. Esta soma reunida à de 3343 dá um total de 3860, ao qual se juntarmos ainda trezentos para os que morreram ao desamparo, ou em que foi a moléstia designada com nome diverso, temos para toda a mortalidade o número de 4160.

Abstraindo pois 1629 mortos nos diversos estabelecimentos públicos incluídos os 42 que crescem na estatística do hospital de Marinha, segundo os extratos do sr. dr. Feital, resta para a mortandade fora dos hospitais o número de 2531, que na proporção de 3%, que havemos estabelecido, dá para o número dos atacados 84 433, os quais reunidos aos 6225, que foram tratados nos hospitais, completa uma soma de 90 658 para os atacados pela epidemia nas freguesias da cidade, e porto do Rio de Janeiro; soma que não se achará por certo exagerada, quando nos recordarmos do que se passou então, e tivermos em vista que ruas inteiras houve, em que um só habitante não foi poupado.

Resumindo pois tudo quanto havemos dito, temos em resultado o seguinte:

Mortandade geral	4160
N.º aproximado dos atacados	90 658

Seria agora importante marcar a relação de gravidade e intensidade, com que a moléstia atacou segundo as naturalidades, idades, sexos, etc., assim como mostrar a proporção da mortandade entre os nacionais e estrangeiros, e entre estes mesmos segundo suas diferentes naturalidades; porém, não nos sendo isso possível pela omissão que se encontra na mor parte das relações estatísticas que alcançamos, por isso preferimos dividir as nacionalidades em três categorias diversas — a saber — estrangeiros — nascidos no país — e africanos, declarando em cada relação parcial a categoria a que pertenciam os atacados e mortos, assim como indicar o número dos atacados de ambos os sexos, conforme vinha declarado nessas relações.

Por aí vê-se que a mor parte dos indivíduos que se trataram nos hospitais (excepto nos regimentais) foram estrangeiros recém-chegados e não aclimados, marinheiros e operários pela mor parte; e que a mortandade foi muito maior neles, que não nos indivíduos pertencentes às outras; porquanto nos mortos, cujas naturalidades são especificadas, contam-se 1333 estrangeiros, sendo a mortalidade total de 1629.

Que pelo contrário, bem que ainda maior neles do que nos outros na clínica particular, todavia, debaixo deste último ponto de vista, a diferença não é lá das maiores; porquanto de 129 mortos, nas estatísticas referidas, cujas naturalidades são determinadas, setenta são estrangeiros e 59 nacionais, o que dá para aqueles um excesso de onze mortos, número que nenhuma proporção guarda com o que teve lugar nos hospitais.

Vê-se finalmente que a moléstia foi muito mais grave e comum nos homens que não nas mulheres, menos grave nos africanos que em quaisquer outros, e que, como avançamos no começo deste artigo, a mortandade seria menor um quarto, se porventura os doentes recorressem com tempo aos cuidados dos homens profissionais.

Agora, se examinarmos com atenção tudo quanto temos exposto neste capítulo, em cujo desenvolvimento emprega-mos todo o escrúpulo e exatidão que nos foi possível, consul-tando todos quantos documentos pudemos alcançar, reco-nheceremos: primeiro, que é inexato tudo quanto se propalou aqui, e se fez acreditar em outros países acerca da mortan-dade da epidemia nesta Corte: segundo, que foi ela proporcio-nalmente muito menor aqui que não nas províncias da Bahia,

OBSERVAÇÕES TERMOMÉTRICAS
DE JANEIRO A JUNHO DE 1850

MÊS DE JANEIRO

DIAS	DE MANHÃ — termômetro de farh	DE MANHÃ — réaumur	AO MEIO-DIA F.	AO MEIO-DIA R.	À TARDE F.	À TARDE R.
1 a 2	72	16½	74	19	73½	18½
3 " 9	72	18	82	23	83½	23½
10 " 17	77	20	88	25	86	24
18 " 20	72	20	81	21⅔	81	21⅔
21 " 23	78	20	84	24	84	24
24 " 27	72	18	77	20	77	20
28 " 31	74	19	81½	22	81½	22

MÊS DE FEVEREIRO

DIAS	termômetro de farh	réaumur	F.	R.	F.	R.
1 a 5	74⅔	19	81½	22	81½	22
6	77	20	88	25	86	24
7 " 8	"	"	89	25⅓	87	24⅓
9 " 12	"	"	91½	26½	90	25¾
13 " 22	78	"	83¾	23	81⅔	22
23 " 28	77	"	88	25	85	23½

MÊS DE MARÇO

DIAS	termômetro de farh	réaumur	F.	R.	F.	R.
1 a 4	77	20	88	25	83	23½
5	"	"	91	26½	88	25
6	"	"	81½	22	79½	21
7	74	19	84	22⅔	74	22
8	74⅔	"	"	" "	84	"
9 " 14	77	20	90	25¾	86	24
15	"	"	86	24	82½	22½
16 " 21	"	"	84½	23¼	81 "	"
22 " 25	75	19	86	24	84	23
26 " 28	72	18	79½	21	79½	21
29 " 30	74⅔	19	76	19½	" "	"
31	" "	"	87	24 "	86	24

MÊS DE ABRIL

DIAS	DE MANHÃ — termômetro de farh	DE MANHÃ — réaumur	AO MEIO-DIA F.	AO MEIO-DIA R.	À TARDE F.	À TARDE R.
1	74½	19	87	24⅓	88	24
2 a 7	75	"	" ¼	" ½	85	23½
8 " 10	72	18	79½	21	77	20
11 " 12	66	15	" "	"	"	"
13 " 18	72	18	" "	"	79½	21
19	68	16	77	20	77	20
20 " 25	72	18	80	21	80	21
26 " 28	68	16	75	19	73	17
29	70	17	74	18	74	18
30	"	"	78	19	75	"

MÊS DE MAIO

DIAS	termômetro de farh	réaumur	F.	R.	F.	R.
1	74	18	80	21	72	17
2	77½	20	78	20	74	19½
3	76	19½	80	21	"	" "
4 a 7	"	" "	82	"	"	" "
8 " 9	72	18	77	20	"	"
10 " 18	66½	16	"	"	75	" "
19 " 22	65	14¾	73	18½	73	18 "
23 " 24	62	13½	74	" ¾	75	19¼
25 " 26	66	15	73½	" ½	73½	18½
27	64	14½	75 "	19⅓	74	" ¾
28 " 31	61	13	"	"	"	" ½

MÊS DE JUNHO

DIAS	termômetro de farh	réaumur	F.	R.	F.	R.
1 a 3	61	13	75	19	74	18½
4 " 7	67	15½	80	21¼	80	21¼
8 " 10	66	"	77	20	76	19½
11 " 12	59	12	70	17	69	16 "
13 " 30	56½	11	"	"	68	"

Pernambuco, Pará e Alagoas:[33] terceiro, finalmente que ela aqui limitou seus estragos a um mais pequeno recinto que não nas províncias que assaltara, como se depreende do extrato dos relatórios dos presidentes respectivos e dos jornais, que em outro lugar apresentamos.

Aqui damos fim ao nosso escrito. Ao concluí-lo, não podemos deixar de testemunhar sinceros agradecimentos a todas aquelas pessoas que, acedendo a nossas instâncias, se dignaram dar-nos os esclarecimentos necessários para sua formação; e, em particular, aos nossos amigos os sr.ˢ dr.ˢ Manoel Pacheco da Silva, a quem devemos o conhecimento da obra de João Ferreira da Rosa acerca da epidemia que grassou em Pernambuco em 1686; ao sr. Manoel Moreira de Castro, ao qual devemos a obtenção da mor parte dos documentos oficiais, e outros de que nos servimos para organização da parte histórica do trabalho, e enfim ao sr. dr. Josino do Nascimento Silva, oficial-maior da Secretaria de Estados dos Negócios da Justiça, que teve a bondade de dar-nos os esclarecimentos precisos sobre a mortalidade havida do 1.º de maio ao último de agosto.

FIM

1 "As últimas notícias do Rio de Janeiro, datadas de 29 de março, anunciavam que naquela época a intensidade da febre amarela tinha apenas diminuído no Rio de Janeiro, contando-se ainda na cidade mais de duzentos falecimentos por dia."
Gazette Medicale de 6 de julho de 1850.

2 Dever-se-á entender que nos referimos à mortandade nas oito freguesias da cidade e no porto do Rio de Janeiro que foi unicamente onde a epidemia grassou com mais força, pois que, além de não se desenvolver em muitas das de fora, naquelas em que apareceu pouco estrago causou, não chegando talvez nem a 150 o número das vítimas que ela por aí fez.

3 Pela resumida exposição acima feita vê-se que a proporção dos mortos para a dos curados no hospital da Misericórdia, considerada de uma maneira geral, regulou quase 50%, o que sem dúvida não admirará, sabendo-se que os doentes entrados para aquele estabelecimento compunham-se, pela mor parte, daqueles para os quais se julgavam impotentes todos os recursos da ciência, e bem assim dos que estavam a morrer ao desamparo em suas casas, e que eram para ali enviados pelas diferentes autoridades policiais; acrescendo ainda que eram todos das classes mais baixas da sociedade, estrangeiros recém-chegados ou não aclimados, e de profissões sujeitas à maior influência das causas epidêmicas como pedreiros, carpinteiros, feitores, marinheiros, etc. Por isso nada se pode avaliar acerca do grau de mortalidade da epidemia pelos resultados clínicos deste estabelecimento.

4 Eis um fato bem notável de diferença nos resultados clínicos obtidos por um mesmo médico; pois que no primeiro caso, abstração feita de qualquer circunstância, a mortandade está na proporção de 9,01%, e no segundo — de 10,77%. Qual seria a razão dessa diferença? Dependeria do tratamento? Decerto que não, e só sim da diversidade de estado e condições em que se achavam os doentes. Logo não nos devemos apoiar nos resultados de qualquer tratamento para avaliar do mérito e conhecimentos dos nossos

colegas pelo simples fato da maior ou menor mortandade nos seus doentes, por isso que muitas são as condições capazes de a fazer variar! Vede a respeito a *Gazeta dos Hospitaes* de 1.º de junho de 1850, redigida pelo sr. dr. Saules, a quem somos devedores dos esclarecimentos acerca da estatística das enfermidades da Misericórdia.

5 Do excelente resumo que nos foi enviado pelo nosso colega tiramos as seguintes notas: onze doentes foram remetidos para o lazareto no princípio da epidemia: os falecimentos tiveram lugar em — seis — nas primeiras 24 horas, em — um — nas 48 — em onze — em mais tempo. Os falecidos entraram todos em estado gravíssimo, e oito depois de levados a este estado pelo tratamento homeopático. "Relativamente à terapêutica por mim seguida, limitar-me-ei a dizer que em geral usei dos meios terapêuticos hipostenizantes cardiovasculares, vasculocardíacos, venosos, conforme a classificação de Giacomini, escolhendo com especialidade o tártaro, o sulfato de quinina, a água de louro-cereja, o acônito, o carbonato de potassa; o sinapismo externamente, as ventosas sarjadas e outros meios da mesma natureza, segundo as circunstâncias pediam. Com isto julgo desnecessário tomar-lhe mais tempo para lhe manifestar, qual é minha opinião a respeito da sede, natureza ou índole da febre amarela, opinião que formei, porque vi sancionada pelas autopsias que pratiquei, e comuniquei à Academia Imperial de Medicina."

6 Os dezoito doentes que excedem no número total do primeiro mapa ficaram ainda em tratamento quando foi ele publicado. Dos mortos um era brasileiro — um africano — 79 portugueses — 101 de diferentes nações; donde se colige que a mortandade foi muito menor nos portugueses que não nos outros estrangeiros. O prático a que nos referimos usava sangrar largamente os seus doentes no primeiro período, segundo se deduz de um artigo estampado no *Jornal do Commercio* de 16 de fevereiro de 1850, e uma declaração dos cirurgiões da nau *Vasco da Gama* inserta no de 23 de março. Entretanto a mortandade, excluídos os falecidos nas primeiras

24 ou 48 horas, cujo número sobe a 103 nas duas estatísticas, e nos quais não era possível recorrer mais a esse meio por entrarem no segundo e terceiro período, se não pode considerar grande, atendendo a que seus doentes eram pela mor parte estrangeiros não aclimados e homens, nos quais as causas epidêmicas atuam sempre com muito mais força, como sejam os marinheiros e os marítimos em geral.

Vede *Jornal do Commercio* de 6 de maio e 3 de agosto de 1850.

7 "O tratamento foi sempre abortivo no primeiro período, fazendo sangrar os pletóricos, e os que apresentavam forte cefalalgia ou rubor das conjuntivas; e dava logo bebidas sudoríficas e o óleo de rícino. Quando os doentes entravam com hemorragias, ou quando no hospital passavam a esse estado, administrava-lhes limonadas muriáticas ou sulfúricas geladas, e algumas vezes cozimento antifebril de Lewis e sulfato de quinina, empregando sempre banhos tépidos ou frios."

Annaes Brasilienses de Medicina de março de 1850.

8 Nesta estatística, datada de 2 de março, faz-se menção de 86 doentes, dos quais treze foram remetidos para o lazareto, e dezenove ficaram ainda no hospital; por isso os não incluí aqui. "Em geral o tratamento a que temos submetido os nossos doentes tem sido o emprego dos sudoríficos e evacuantes, as bebidas diluentes e aciduladas, o óleo de rícino e outras substâncias purgativas, que as mais das vezes tenho preferido administrar em clisteres, atendendo ao estado inflamatório da membrana gastrointestinal. Igual cuidado tem presidido ao emprego dos vomitórios. As emissões sanguíneas têm aproveitado em muitos casos, e quase que podemos dizer que é a sangria geral um dos melhores meios de cura naqueles indivíduos, em que ela é indicada, ao menos nas primeiras 24 horas da invasão da moléstia."

Estatística remetida à comissão central de saúde pública.

9 Vão excluídos na relação supra 82 doentes, a saber 46 — que ficaram ainda em tratamento nesse tempo, dois — que foram enviados para o

lazareto, 34 — que passaram do mês de abril, segundo se colige dos mapas, mas que não sabemos que destino tiveram pela forma por que estão organizados esses mesmos mapas.

Vede a *Gazeta dos Hospitaes* de 1.º de junho de 1850.

10 "Estas febres", diz o sr. dr. Carvalho, "têm sua sede no sistema circulatório, formando algumas vezes congestões no aparelho gastro-hepático, que comprometem gravemente a vida dos enfermos; mas o tratamento que estabeleci desde a invasão da epidemia tem sido coroado do melhor resultado possível, tanto neste hospital, como na minha clínica civil.

"O tratamento é o seguinte: na invasão da enfermidade aplico infusão branda de folhas de laranjeira — duas libras — tártaro estibiado dois grãos — xarope de folhas de pessegueiro duas onças. Com esta primeira aplicação tem-me na maioria dos casos desaparecido a febre; em outros, porém, tem tomado o caráter intermitente, e então aplico o sulfato de quinina em café, ou associado ao sulfato de ferro, com o que se termina o curativo."

O ilustre professor denominava a febre epidêmica, febre angiotênica.

"Não ignoro", dizia ele, "que os sintomas supracitados sejam os mesmos que acompanham a chamada febre amarela das Índias Ocidentais; mas, como julgo muito essencial determinar a sede primitiva da epidemia reinante, e não queira equivocá-la com lesões consecutivas que lhe sobrevêm, por isso insisto em capitulá-la como febre angiotênica; pois que, não sendo os vômitos e evacuações negras constantes nos afetados, mas sim observados em um ou outro caso, não podemos logicamente aceitar a exceção como regra geral."

Vede *Annaes Brasilienses de Medicina* de março de 1850.

11 Segundo nos informou o nosso colega o sr. dr. Monte Negro, todos os doentes a que se refere na sua relação eram nascidos no país, excepto seis ou oito quando muito, que eram portugueses.

Vede o *Jornal do Commercio* de 15 de maio de 1850.

12 Devemos ao nosso colega o sr. dr. Franzini o conhecimento dos casos ocorridos no hospital militar, de que acima se faz menção. O tratamento ali empregado, segundo se deduz de uma nota redigida pelo sr. dr. Joaquim Vicente Torres Homem, e inserta no n.° 4 da *Gazeta dos Hospitaes* de 1850, consistiu nos diaforéticos, evacuantes, sanguessugas ao ânus, ventosas à nuca, revulsivos, rubefacientes, bebidas diluentes e aciduladas, e o sulfato de quinina, segundo as circunstâncias reclamavam; e em poucos casos a sangria geral.

13 Os esclarecimentos sobre o movimento das enfermarias supraindicadas nos foram fornecidos pelo nosso amigo e colega o sr. dr. Luiz Carlos da Fonseca, médico daqueles estabelecimentos.

14 De um excelente resumo que a este respeito devemos à bondade do nosso colega o sr. dr. Sigaud extraímos, quanto aos últimos oitenta doentes, o seguinte: "Foi a casa de saúde um verdadeiro depósito de cadáveres; pois — dos cinquenta falecidos — 24 chegaram agonizantes, e nas primeiras horas da entrada sucumbiram, sem que se lhes pudesse valer. Os outros, que sucumbiram no quinto dia de sua chegada, já contavam pelo menos dous dias de febre, e os que vieram no primeiro dia da pirexia com sintomas graves faleceram no fim do segundo septenário. Os enfermos que tiveram a sorte de escapar salvos, tiveram três semanas de moléstia; poucos saíram no fim do primeiro septenário; três deveram a sua vida ao aparecimento de parótidas, que deram uma copiosa supuração por longo tempo.

"Notou-se nos que faleceram o vômito preto com a coincidência de hemorragias passivas; só em dous observou-se, no princípio da febre, a supressão da urina, e em quase todos a icterícia fechou a cena patológica. Em todos os que faleceram os sintomas de lesão cerebral, da flegmasia aguda da aracnoide prevaleceram. Eram quase todos homens robustos, recém-chegados, capitães de navios ou pilotos, de vida ativa, e mesmo extravagante. Na mor parte dos doentes os acidentes rudimentários da febre amarela tornavam-se visíveis desde o primeiro dia; porém desvaneciam-se no quinto, para serem substituídos por um estado de colapso, de lipotimia e de morte. Esta passagem de pirexia intensa para um estado de sossego que se assemelha ao que precede a gangrena deu lugar a grandes enganos e fáceis decepções. Houve todavia alguns doentes, que faleceram no meio de convulsões e de gemidos horrendos. Notou-se que a terminação convulsiva ligava-se com o terror, que desde o primeiro dia manifestavam os enfermos, terror que é sempre sintoma fatal da enfermidade, segundo a minha observação.

"A forma álgida foi encontrada em dez casos; a forma tifoide em três — todos estes doentes eram capitães de navios. — Houve um só caso de forma colérica; e no maior número predominou o caráter da febre intermitente perniciosa, sobretudo nos últimos dias da epidemia.

"O tratamento posto em prática baseou-se nos diaforéticos, tintura de acônito, com acetato de potassa, óleo de rícino; e depois os calomelanos, o sulfato de quinina, e a água de louro-cereja, agentes que se tornaram mais profícuos do que a cânfora, a valeriana, e mesmo o tártaro estibiado. Os purgantes drásticos foram proveitosos nos casos de febre com forma tifoide. A sangria geral praticada no princípio da febre, para desvanecer congestões cerebrais, foi fatal aos quatro doentes que dela fizeram uso."

Quanto aos tratados na enfermaria da Sociedade de Beneficência Francesa, diz o nosso colega o seguinte: "Dos 32 falecidos cinco morreram no dia da entrada — doze no segundo dia — dez no quarto — quatro aos doze dias — um aos quinze. A mor parte destes desgraçados haviam sido já tratados fora da casa, ou privados de recursos nos primeiros dias: dois ofereceram um verdadeiro retrato do cólera asiático; o vômito preto foi constante nos marinheiros; e a icterícia declarou-se no maior número nas aproximações da morte. No princípio fez-se uso da sangria geral, das sanguessugas, das ventosas, do citrato de magnésia; porém o tratamento pelo óleo de rícino, calomelanos, sulfato de quinina, vesicatórios, e afusões frias foi geralmente seguido nos últimos tempos, e muito mais feliz do que o emprego dos antiflogísticos."

15 *Gazeta dos Hospitaes* do 1.º de julho de 1850.

16 A mortandade no hospital de Marinha foi muito maior do que não é representada no resumo supra; porquanto, dos extratos publicados pelo sr. dr. Feital, acerca dos movimentos do hospital no tempo da epidemia, nos números, 2, 5, 6, 8, 10, 13 e 14 da *Gazeta dos Hospitaes* de 1850, vê-se que sucumbiram ali 78 doentes. Como, porém, nos referimos às estatísticas conhecidas, por isso só fizemos menção de 36, que eram aqueles de que se falava nessas estatísticas, vindo a elevar-se o total dos mortos nos diversos hospitais a 1629 pessoas, incluídos os 42 que crescem na estatística do hospital de Marinha.

17 Este prático nos casos simples usava do óleo de rícino, magnésia calcinada, sais neutros, bebidas diaforéticas e nitradas, pedilúvios sinapizados, bichas e o tártaro em poucos, fricções de sulfato de quinina e banhos de pau-pereira, quando havia remissões. Nos casos graves recorria aos banhos d'água tépida no estado febril, e do pau-pereira na apirexia, bebidas tônicas e cáusticos nas extremidades. Havendo vômito negro, empregava com bom êxito uma mistura de cozimento de jequitibá, extrato de guaranhém e xarope de rosas, com ou sem gelo, até parar o vômito, aplicando ao mesmo tempo, sobre o ventre uma cataplasma feita em cozimento de espécies aromáticas com electuário de ópio e canela em pó, e administrando depois um clister purgativo feito em cozimento de malvas ou persicária.

Vede *Gazeta dos Hospitaes* de 15 de junho de 1850.

18 Compreendem-se nesta relação noventa doentes graves e 442 de febre benigna, incluindo nesta última classe os casos realmente mui benignos, bem como aqueles em que se manifestavam alguns sintomas graves; mas que não eram tais que fizessem recear pela vida dos doentes. Em treze a moléstia coincidiu com vômito negro abundante — em um — com a forma hemorrágica: três estavam moribundos, quando deles me encarreguei, e faleceram poucas horas depois — dois morreram ao quarto dia de moléstia — sete — ao quinto — dois — aos onze — um ao sétimo — um — ao oitavo — um — em 24 horas: este era uma criança

que estava em convalescença de sarampo maligno. O tratamento que segui foi o que consta do nosso artigo sobre a terapêutica da moléstia.

19 "Em geral", diz o sr. dr. Severiano, "a moléstia não passou do primeiro período e o tratamento, que então me aproveitou, foi diverso: a sangria antes das primeiras 24 horas, as bichas, o acônito, as bebidas diaforéticas, os purgativos, o tártaro e emolientes. Em muitos a moléstia foi ao segundo período, tomando quase sempre a forma tifoide, efeituando-se esta transição em alguns casos em poucas horas. O tratamento vantajoso foi a água de louro-cereja, o sulfato de quinina, as bebidas geladas, o tártaro muito diluído, a água inglesa e a de Selters, segundo as circunstâncias. Apenas em dezesseis a moléstia passou ao terceiro período. O tratamento que então mais útil se mostrou consistiu no sulfato de quinina, água inglesa, fricções aromáticas, vesicatórios, pomada mercurial e estibiada à espinha, bebidas ainda geladas, e banhos gerais com o cozimento das cascas do pau-pereira. Em todos que faleceram tentei os banhos frios por emborcação sem resultado algum."

20 "Dous morreram com o vômito negro — um com a forma apoplética. Os meios terapêuticos foram os seguintes: o fedegoso, café, acônito, arnica, pulsatila, noz-vômica, camomila, poaia, arseniato de ferro e ópio. Uma só vez lancei mão das bichas, e foi no infeliz major Marcolino, uma só vez lancei mão do tártaro, três da quina na convalescença, nunca dos purgantes. Os clisteres e abstinência absoluta acompanhavam os três primeiros dias do meu tratamento. As formas gerais, de que se revestiu a moléstia, foram — tifoide — dezesseis — hemorrágica — sete — apoplética — cinco — com vômito chocolate — sete — com vômito preto — cinco — com vômito de sangue — um — com aborto — quatro —."

21 "Em todo o tempo da epidemia visitei 348 doentes — 140 ligeiramente afetados, e que curaram-se em poucos dias, com ligeiros diaforéticos, purgantes, etc., sem que apresentassem estado grave — duzentos e tantos graves, dentre os quais perto de metade estrangeiros — 32 recém-chegados

— cinquenta e tantos de um ano a seis, estabelecidos no Brasil. — Dos mortos — sete eram chegados de dois a seis meses — dois — a um ano — seis — filhos do país dentre os quais dois visitados em agonia. O tratamento em geral que achei mais proveitoso foi o antiflogístico desde o princípio particularmente o tártaro emético em lavagem, que deu-me os melhores resultados, produzindo abundante diaforese, e diminuindo em consequência o estado febril; os calomelanos, e o sulfureto de mercúrio em pequenas doses de meio a um grão repetidas vezes por dia; as bebidas nevadas, as ventosas sarjadas, particularmente à região lombar; os cáusticos volantes no ventre e o sulfato de quinina em alta dose. Da sangria geral tirei alguma vantagem no princípio da moléstia em indivíduos pletóricos, nos quais os sintomas eram francamente inflamatórios, pelo contrário quando, apesar do estado febril forte e da cefaleia, existia tal ou qual estado de prostração e abandono, a sangria não era conveniente, antes solicitava o colapso dos doentes. Tive diversos doentes graves, já com vômito negro, hemorragias das gengivas, do nariz, e do ânus, que salvaram-se com o tratamento indicado; mas os sintomas graves, que nunca pude vencer, foram a supressão da urina, e aquele peso característico no epigástrio, que punha o doente no estado de desespero."

22 Este prático empregou no princípio a sangria; e bem que não fosse malsucedido, abandonou depois este método, e entrou a empregar o acônito nos casos em que a febre persistia; e recorria aos diaforéticos laxativos, quinina, tártaro, etc., segundo as condições dos doentes. Vede *Gaceta Mercantil de Buenos Ayres* de 15 de novembro de 1850.

23 "Dos enfermos que faleceram", diz o sr. dr. Sigaud, "só tratei quinze — os outros 24 eram tratados por colegas, que me chamaram em conferência. Observei 272 casos de febre benigna e 92 graves. Do número dos falecidos contam-se 28 homens — oito mulheres — três crianças. Vários deles vieram procurar os recursos da arte depois de haverem sido vítimas da homeopatia.

"Um fato incontestável é que cada epidemia de febre amarela apresenta sua fisionomia particular. Assim os doentes que no ano de 1821 para 1822 observei em Marselha, depois da grande epidemia de Barcelona, ofereciam desde o princípio icterícia e um aparato epileptiforme. A febre que observei, nos seis desgraçados meses de 1850, no Rio de Janeiro pareceu uma febre remitente biliosa, a qual tomou a forma da febre álgida e tifóidea no fim da epidemia, manifestando nos enfermos não aclimados sua maior intensidade e consequências funestas. Tenho reconhecido três períodos bem distintos na febre, conforme a história da epidemia da febre amarela que grassou em Nova Orleans em 1839.

"O tratamento que empreguei constantemente no primeiro dia foi chá de sabugueiro com acetato de potassa, amoníaco, e tintura d'acônito; depois os laxantes, óleo de rícino, citrato de magnésia, água de Seidlitz, e o emprego interno do sulfato de quinina em dose elevada nas primeiras remissões ou apirexias. Três doentes de vômito negro escaparam à morte com a aplicação de um grande vesicatório no epigástrio e uso de limonadas geladas. Tentei contra o vômito negro o tanino, o bissulfito de cal, o subnitrato de bismuto, a tintura d'arnica, sem contudo poder afiançar o resultado de cada um destes agentes."

24 O sr. dr. Moraes e Valle empregou algumas vezes a sangria geral; as bichas ao ânus e epigástrio, segundo que a moléstia invadia com fenômenos cerebrais ou gástricos intensos, a água tartarizada, o sulfato de quinina, os laxativos, os vesicatórios, a cânfora, o louro-cereja, os adstringentes, etc., segundo as indicações a preencher.

Lede a *Gazeta dos Hospitaes* do 1.º de junho de 1850.

25 O sr. dr. Lobo usava do acônito no princípio; depois, se a língua era saburrosa, empregava o óleo de rícino, e o tártaro com sal amargo dissolvido em mistura salina; o sulfato de quinina, havendo remitência ou intermitência, bebidas geladas, vesicatórios, sanguessugas, etc., conforme as condições dos doentes. Deste último meio porém, diz ele, poucas vezes nos socorremos, e não sem algum arrependimento, pela dificuldade

em que nos víamos para estancar as hemorragias que sobrevinham nas cesuras das sanguessugas. Nunca recorreu à sangria geral, nem tirou proveito do emprego dos mercuriais tão gabados por alguns práticos, nem tampouco dos adstringentes para sustar o vômito negro.

Vede *Annaes Brasilienses* — v. 5.º — Julho de 1850.

26 O sr. dr. Pedro Affonso tratou, em comissão do Governo, na freguesia de Inhaúma 174 doentes, dos quais faleceram quatro. Eram 102 do sexo masculino, e 72 do feminino. — Quanto às nacionalidades — 91 eram brasileiros — 36 portugueses — 47 africanos.

Vede *Annaes Brasilienses* de outubro de 1850 — v. 6.º.

27 As relações que agora vamos expor são as que foram remetidas à comissão central de saúde pública pelos médicos encarregados do tratamento dos indigentes nas diversas freguesias da cidade.

28 Nesta relação faz-se menção de 131 doentes; porém, como doze ainda ficaram em tratamento, e não sabemos depois que destino tiveram, por isso fizemos abstração deles nesta exposição.

29 Nesta estatística davam-se 260 doentes; como, porém, cinco haviam sido enviados para o hospital da Santa Casa; por isso os eliminamos para não figurarem em duas relações. Dos oito falecidos — quatro eram homens — quatro mulheres.

30 O sr. dr. João Ricardo na sua relação declara que 308 casos eram de febre efêmera — trinta de perniciosa — dois de tifoide — dois álgidas — onze amarelas, incluindo-os todos sob o título — febre reinante.

31 O sr. dr. José Custodio divide as febres então reinantes em benignas, perniciosas e amarelas: dá na primeira classe 206 casos — na segunda nove — na terceira quinze.

32 Nesta relação faz-se menção de 75 doentes; porém, ficando ainda na ocasião em que foi apresentada 21 em tratamento, fizemos aqui abstração deles, por ignorar o destino que tiveram.

33 Na Bahia calculavam os jornais e cartas particulares dali escritas terem morrido da febre amarela 4 mil pessoas; em Pernambuco 2800, segundo se lê na *Gazeta dos Hospitaes* de 15 de abril de 1850: no Pará, com uma população de 16 mil pessoas na capital, morreram até o último de julho 506 pessoas: nas Alagoas não sabemos ao certo o número dos falecidos; porém foi necessariamente grande, a avaliar pelo relatório do presidente respectivo e por outros documentos.

Posfácio

Sidney Chalhoub

I. UM CÉU TRISTE E CARREGADO

Os dois parágrafos iniciais do primeiro capítulo de *História e descrição* parecem cousa de romance-folhetim. A imaginação de quem lê é invadida por uma série de sensações e visões que permitem prever o desenrolar próximo da tragédia. Calor sufocante acompanhado de seca prolongada. Muitos "aventureiros" de passagem com destino à Califórnia e soltos na cidade, apesar de virem de portos em cidades nas quais havia "moléstias reinantes", como se dizia. Africanos escravizados a chegar em grande número, acometidos de doenças pertinentes à captura e ao tráfico de que eram vítimas. Outros estrangeiros desembarcavam para tentar a vida, aumentando a aglomeração urbana. Afecções gástricas, febres a provocar abscessos, inflamações purulentas. Abandono da higiene pública — quer dizer, valas e praias sujas, cheias de despejos domésticos apodrecendo no calor do estio, causando "incessante emanação de miasmas infectos".

As ditas emanações miasmáticas, embora não fossem uma novidade oitocentista, obcecavam cada vez mais a mente de médicos, autoridades públicas e literatos. O crescimento das cidades e da circulação de pessoas significava perigo de contágio de doenças e de desordem social. A combinação de certo tipo de gente — africanos, imigrantes pobres — com um espaço urbano repleto de putrefação, tomado "por essa miríada de corpúsculos devidos à decomposição das matérias animais e vegetais desprendidos dos imensos focos de infecção entre nós existentes", fazia temer uma "conflagração". "Elementos combustíveis" em equilíbrio precário romperiam, produzindo um "desfecho" o mais "terrível para a humanidade". Ao contemplar o céu do Rio de Janeiro às vésperas da catástrofe, "o homem de ciência" notaria que ele tinha "um aspecto tristonho e carregado". Neste folhetim epidêmico, portanto, a atmosfera preenchida por miasmas misteriosos é protagonista inconteste, fica triste e de fisionomia carregada, faz acontecer o entrecho narrativo.

A figuração do perigo, epidêmico e social, como resultado de uma espécie de geração espontânea de miasmas oriunda da mistura de secreções de gente e de outros animais com matéria orgânica em decomposição, tudo sob calor escorchante, é a metáfora dominante, por exemplo, na forma de Aluizio Azevedo descrever o surgimento do cortiço de João Romão na principal obra do naturalismo brasileiro: "E naquela terra encharcada e fumegante, naquela umidade quente e lodosa, começou a minhocar, a esfervilhar, a crescer, um mundo, uma coisa viva, uma geração, que parecia brotar espontânea, ali mesmo, daquele lameiro, e multiplicar-se como larvas no esterco".[1] De *História e descrição* a *O cortiço*, da década de 1850 à de 1890, pode-se dizer que os miasmas e a febre amarela estiveram no centro do imaginário social do país, sempre articulados, de modo mais ou menos claro, à questão da escravidão e das ideologias raciais pertinentes à sua crise, abolição e legado.

II. CENAS DA CIDADE ESCRAVISTA

Diario do Rio de Janeiro, quarta-feira, 2 de janeiro de 1850. Leiamos o jornal por cima dos ombros de uma pessoa daquele tempo, alguém de bem com a vida, ou aperreada apenas pelo que havia de corriqueiro nela. Apesar de notícias eventuais, desde fins de dezembro de 1849, sobre uma febre maligna a grassar na província da Bahia, o futuro próximo não prometia nada de excepcional.

A febre amarela, como qualquer outra epidemia, para além de seus aspectos biológicos ou supostamente naturais, torna-se parte de um processo social e histórico específico, adquire sentido no interior dessa rede mais ampla de significados. Por isso importa observar a fisionomia daquela sociedade no momento imediatamente anterior ao reconhecimento da crise epidêmica.

Na primeira das quatro páginas do *Diario*, nosso leitor ou leitora encontra diferentes tipos de texto sobre política. Mal se adivinha o interesse de uma coluna chamada "Parte oficial", a qual, nesse dia, consta de um resumo do expediente do Ministério do Império em 24 de dezembro de 1849. Ou talvez o interesse dela se esclareça logo a seguir, pois em tal expediente havia bastante matéria eleitoral, assunto que ocupa quase por inteiro o resumo da sessão da Câmara dos Deputados que aparece abaixo. Existiam controvérsias sobre eleições recentes realizadas no Mato Grosso e em Sergipe, pedidos de adiamento, discussão, apartes, votação. Tudo dentro dos conformes, já que era comum fraudes e violência nos pleitos eleitorais originarem batalhas homéricas no Parlamento imperial.

Todavia, aquele era um período de turbulência política excepcional. Na véspera, d. Pedro ii, falando ao Senado e à Câmara reunidos para a abertura da sessão legislativa, fizera um discurso duríssimo, transcrito no jornal, a respeito dos "desgraçados acontecimentos" da província de Pernambuco — referia-se à chamada "revolução praieira". Sem fazer menção às reivindicações dos revoltosos, o imperador dizia que "essa criminosa empresa foi reprimida pela coragem e firmeza da guarda nacional, do exército, da marinha, e pela patriótica coadjuvação da grande maioria dos pernambucanos". Queixa--se de "homens perdidos, que surdos à voz da minha imperial clemência se retraíram às matas para persistirem na carreira de seus crimes". Sua Alteza Imperial, em prosa viril, promete "extinguir este gérmen revolucionário". A peroração termina com um elogio às "instituições monárquico-representati-vas", que garantiriam os direitos e a liberdade dos cidadãos e a "prosperidade nacional".

Na seção ao lado, chamada "Comunicado", em matéria intitulada "O manifesto de Pedro Ivo e Caetano Alves" e assi-nada por O Brasileiro, as ações e reivindicações dos praieiros são criticadas e ironizadas, em harmonia com a fala do trono da coluna anterior. O Brasileiro critica a intenção dos revol-tosos de convocar uma Assembleia Constituinte e fustiga o *Correio Mercantil*, folha rival, por haver publicado tal mani-festo deles.[2] Em sua nota "Ao leitor", ao mencionar "paixões políticas" e "dissensões intestinas, que nos tinham custado sangue, sacrifícios, e vidas preciosas", Pereira Rego tinha em mente o movimento praieiro e sua repressão pelo governo, mas pensava também nas agitações revolucionárias europeias de 1848, pois essa "luta desordenada" teria ocorrido nos dois anos anteriores no seio de "muitos povos". Diz ainda que a peste era "companheira inseparável das guerras civis e da miséria pública", mas não parece fazer alusão religiosa ao relacionar essas duas calamidades do Apocalipse.

Após essas colunas plenas de conflito político, o leitorado do *Diario* regala-se, por assim dizer, com um poema dedicado ao "Ano Novo", repleto de alvíssaras e elogios "Ao meu florido Brasil", "A terra de Santa Cruz" de "garbo senhoril" e "encantos mil"... O poema, todo ele nessa toada, tem 54 versos. O texto seguinte, curiosíssimo, descreve as aquisições feitas pelo Museu Nacional no segundo semestre de 1849. Na realidade, trata-se de doações enviadas de várias províncias do Império por cidadãos e autoridades públicas. Areias platiníferas e auríferas, muitas moedas e medalhas, uma manta de palha e um chocalho africanos, amostra de fumos de índios do Pará, sementes indígenas, vários animais mortos, outros vivos, aves em especial. A coleção "d'anomalias e monstruosidades" recebeu um exemplar para a "classe dos monstros duplos", que consistia em "dois bezerros unidos pelo ventre" e um feto humano "hermafrodito". E assim por diante. A seção de zoologia, que registrou o maior número de "presentes", foi marcada por uma tragédia. Um porco-espinho, "que veio vivo", divertia-se em subir num coqueiro que ficava próximo à gaiola da águia, "e tantas vezes lá foi que, não se sabe como, esta pôde lançar-lhe as presas e o devorou totalmente, exceto os espinhos".

As seções seguintes do jornal são, majoritariamente, um mergulho no cotidiano da cidade do Rio de Janeiro. Ações da polícia, leilões, informações comerciais diversas, movimento da alfândega e do porto, avisos, anúncios de compra e venda, aluguéis, propaganda de produtos e serviços de todo tipo. O que salta aos olhos é a ubiquidade da escravidão na vida da cidade. Ela fica subentendida, por exemplo, no breve informe sobre o "correio geral da Corte". Haviam chegado um saco de Liverpool contendo 48 cartas e 21 maços de jornais e uma mala de Angola com 231 cartas e um jornal. As cartas de Liverpool tinham provavelmente a ver com os negócios do café e outros; os maços de jornais ilustram o sabido desejo da elite local de cultivar o vínculo intelectual com a Europa. A correspondência com Angola revela a ligação robusta entre a Corte e aquela colônia portuguesa no período, justificada em grande medida pela continuidade do tráfico de africanos escravizados. A atividade era ilegal conforme as leis brasileiras desde 1831. Todavia, cerca de 750 mil pessoas haviam sido capturadas e trazidas ao país por contrabando nas duas décadas anteriores, sendo reduzidas ao cativeiro à revelia da lei. Decerto muitas das cartas vindas de Angola lidavam com os detalhes desse ramo irregular de negócios.[3]

Não espanta que a escravidão fosse tão presente no cotidiano da Corte no período. A cidade tinha, por larga margem, a maior população escrava urbana das Américas. Segundo o censo realizado em 1849, a população total somava 266 466 habitantes, dos quais 110 602 (41,5%) eram pessoas escravizadas (em Salvador existiam perto de 25 mil cativos em 1850; em Nova Orleans, 15 mil).[4] Desse contingente cativo, 66 mil (59,6%) tinham nascido na África. Havia uma ampla maioria negra na cidade, cerca de 171 mil pessoas, ou 64%, somadas as de condição escrava, liberta e livre.[5] Entre a população livre, havia um contingente importante de estrangeiros, 37 924 (14,2% do total de habitantes), 26 749 dos quais eram portugueses. Conforme as estatísticas de Pereira Rego sobre a mortalidade na epidemia de 1850, ela foi trágica para os estrangeiros, menos mortal para os "nacionais", e "menos grave nos africanos que em quaisquer outros"[6] — num fato de susceptibilidade diferenciada à doença de enorme consequência histórica, como veremos.

A ocorrência policial de maior destaque naquela edição de 2 de janeiro é a de que o cônsul da República Oriental do Uruguai reclamara à repartição de polícia da Corte a entrega de cinco "súditos" do país que teriam sido "reduzidos à escravidão" no Brasil. O delegado encarregado das "averiguações" decidira recomendar a abertura de um processo cível para verificar a liberdade alegada em favor dos negros. Confirmadas as liberdades, abrir-se-ia inquérito para descobrir o culpado por aquele crime de redução de pessoas livres ao cativeiro. O caso é exemplo de uma questão mais ampla de tensões diplomáticas entre Brasil e Uruguai em torno da escravidão na fronteira sul do país. Tanto ocorriam fugas de escravizados do Brasil para o país vizinho, onde já não havia escravidão e os fugitivos poderiam adquirir a liberdade por atingir "solo livre", como se tornara comum, em especial a partir da década de 1840, que proprietários brasileiros e seus capangas sequestrassem pessoas no outro lado da fronteira e as trouxessem para o Brasil a fim de serem escravizadas ou reescravizadas.[7] Na "parte do dia", consta uma longa lista de pessoas presas em 29 de dezembro, várias de condição escrava, a maior parte delas livre, com menção frequente a portugueses. O episódio ao qual se dedica maior número de linhas envolve um cativo africano: "Na [freguesia] do Sacramento, [foi preso] o escravo Bernardo, Quilimane, por ter acometido e ferido com uma faca, não só a seu senhor Antônio Pires Franco, na ocasião em que ia castigá-lo, mais [sic] também a uma senhora da casa e a outro preto que se quis opor a tal atentado; fizeram-se os competentes corpos de delito; e procede-se aos mais termos da lei".

Não é talvez à toa que a resistência de um escravizado a castigos mereça destaque no registro de fatos policiais. O funcionamento da escravidão urbana, para ser mais lucrativa aos senhores, dependia da autonomia de movimento dos negros na cidade, para que pudessem contratar e realizar serviços onde fosse mais vantajoso, trazendo depois aos senhores o "jornal" combinado — quer dizer, o pagamento realizado pelo trabalhador a seu proprietário. Com o propósito de que esse sistema funcionasse de modo a otimizar a exploração do trabalho escravo, os senhores contavam com duas instituições do Estado que os coadjuvavam no controle de seus trabalhadores. Uma delas era a polícia, que exercia vigilância constante, detendo pessoas negras diariamente "por suspeita de serem fugidas". A outra instituição crucial no controle da escravaria urbana era o Calabouço, a prisão dos cativos. Para lá iam os detidos à espera de "averiguações" sobre a sua condição, aqueles tidos por fugidos e outros por serem acusados de delitos variados ou por comportamento considerado reprovável — como embriaguez.

Todavia, boa parte dos escravizados presentes no Calabouço devia ser enviada para lá por aqueles que se diziam seus senhores, para que fosse castigada a seu pedido. Muitas vezes pelas mãos da polícia, a pessoa entrava no Calabouço acompanhada de um bilhete do proprietário a fim de que recebesse um determinado número de chibatadas por algum deslize que teria cometido. Após a aplicação do castigo, o senhor retirava o escravo, pagando os custos de estadia e alimentação. Proprietários que tinham cativos fugidos compareciam ao Calabouço, nas horas marcadas pelo administrador, para ver se o seu escravizado havia sido capturado pela polícia ou por alguma outra autoridade.[8] Quase toda a primeira coluna da página 3 do exemplar do *Diario* que estamos lendo, nas letrinhas miúdas de praxe, mais algumas linhas da segunda coluna da mesma página trazem a "Relação dos escravos recolhidos ao calabouço a ordem de diferentes autoridades". Assim: "Antônio, crioulo, estatura regular, cor retinta, rosto comprido, escravo de José Pinto, morador na rua Direita; Afonso, Moçambique, estatura baixa, cor retinta, belida no olho direito, escravo de Antônio Chaves, morador na rua dos Ciganos; Antônio, Moçambique, cor fula, nariz chato, escravo do comendador Antônio Tavares Guerra, morador na rua de S. Bento". E assim por diante. Contei 56 escravizados na lista. No final dela o administrador informa que os "escravos podem ser vistos, e soltos das oito horas e meia às nove da manhã, e da uma hora às três da tarde".[9]

As transações concernentes à propriedade escrava ocupam muito espaço no jornal, a começar, nesse dia, por editais que anunciam leilões de grandes fazendas, nas quais os bens mais valiosos são normalmente os escravos, listados, ao lado dos animais, como bens "móveis", em oposição aos "bens de raiz" — casas de vivenda, paiol, moinho, alqueires e mais alqueires de "terras de cultura" e "terras em campos". Anunciam-se casas para vender e alugar, oferece-se todo tipo de produto, desde louças, azeites e vinhos até "barris de presunto" que estão por uma "pechincha". O Colégio de S. Pedro de Alcântara e a Relojoaria Inglesa aparecem em destaque na quarta e última página, ao lado de outros colégios, padarias e do reclame enorme de um remédio chamado Xarope do Bosque, "para cura da tísica em todos os seus diferentes graus". Apesar de toda essa variedade de cousas para consumo, trabalhadores escravizados são o tipo de "bem" mais vendido, alugado, procurado: "Vende-se um preto de vinte anos, perito no ofício de pedreiro; trata-se na rua de S. José n.º 43"; "Aluga-se uma preta boa cozinheira do ordinário, lavadeira e engomadeira; na travessa do Desterro, n.º 12, sobrado"; "No beco dos Ferreiros da rua de D. Manuel n.º 22, aluga-se um preto charuteiro". Neste último caso, não se diz a condição do trabalhador. Pode o "aluga-se" significar que o charuteiro é livre e oferece os seus serviços a quem desejar? Outro caso dúbio: "Aluga-se na rua da Imperatriz n.º 24, uma preta livre, que lava, engoma e cozinha bem, não duvida dar fiador à sua conduta; é pago adiantado o seu aluguel, e este muito em conta". Não obstante a preta ser "livre", é difícil saber se ela toma a iniciativa de alugar os seus serviços, ou se alguém a aluga, como se faz com gente cativa. Por fim, mães negras, para amamentar e cuidar dos bebês de outras mães: "Aluga-se uma preta rapariga, com muito e abundante leite; na rua da Alfândega n.º 107"; "Aluga-se uma muito boa ama de leite, mucama recolhida sabendo perfeitamente tratar de uma criança; na rua da Misericórdia n.º 112, 2.º andar".

A objetificação do corpo do escravizado é aguda nos anúncios de "escravos fugidos". Os detalhes fornecidos, inclusive quanto aos instrumentos de tortura, mostram a acuidade da observação senhorial quando o assunto é a reivindicação da propriedade escrava. Paradoxalmente, o interesse em oferecer o máximo de informações para facilitar a captura deixa ver modos de desafiar o poder senhorial: João foi embora levando "a ferramenta de pedreiro", Paulo é "muito esperto", Francisco "ginga quando anda". Ao ler esses anúncios, entende-se bem o mote de Machado de Assis no conto "Pai contra mãe". Em respeito à cronologia, primeiro a prosa dos senhores:

> Fugiu no dia 19 de dezembro do ano p. p., o escravo João, Cassange, oficial de pedreiro, com os sinais seguintes: estatura regular, rosto comprido, algum tanto magro, retinto bastante, olhos pequenos, com um sinal de talho acima de uma das sobrancelhas, e gagueja alguma cousa quando fala, levou vestido jaqueta de riscadinho roxo, camisa de morim e calça de zuarte, e a ferramenta de pedreiro: quem o apreender dirija-se à rua da Alfândega n.º 141, ou à rua do Senado n.º 92, que será recompensado.

> Desapareceu ou foi seduzido no dia 30 de dezembro, um moleque de nome Paulo, magro, de idade doze anos, com jaqueta de lila cor de azeitona, calça de ganga amarela, camisa de algodão americano, é muito esperto, rosto comprido, os dentes da frente grandes, beiçudo do beiço inferior, o rosto quem fizer reparo, é um tanto torto para o lado esquerdo, mãos e pés muito pequenos, sabe coser; roga-se a todas autoridades,

para que o não despachem para fora desta corte; assim como recomenda-se aos Sr.ˢ Pedestres toda a diligência a fim de ser pegado, tanto os desta corte, como os de Niterói, levando à rua D. Manuel n.º 56, serão bem recompensados.

Fugiu no domingo, 30 de dezembro, do campo de S. Cristóvão frente ao muro dos Lázaros n.º 48, um preto de nome Francisco, de nação Moçambique, oficial de charuteiro: ginga quando anda, o qual levou uma manilha no pé direito; protesta-se com todo o rigor da lei contra quem lhe der couto. Roga-se à pessoa que o prender de o levar ao número acima, que será bem gratificada.

Fugiu na madrugada de 31 de dezembro uma preta de nome Adriana, crioula, baixa, rosto regular, olhos grandes, e com um vestido velho de cor, com sinal de anjinhos nos dedos, e beiços inchados; quem a apreender e levar à rua de Santa Tereza n.º 19, receberá alvíssaras.

Em "Pai contra mãe", o primeiro conto de *Relíquias de casa velha*, volume publicado em 1906, Machado de Assis confronta o silêncio que então se produzia a respeito do passado escravista do país. Apesar da ironia ácida que irrompe aqui e ali, o que predomina nos parágrafos de abertura é a descrição dos instrumentos e práticas de tortura pertinentes à escravidão, vários dos quais associados à prevenção e punição da fuga dos cativos. O protagonista da estória é Cândido Neves, sujeito branco, pobre, que, por não ter jeito para fazer nada que preste, adota o ofício de "pegar escravos fugidos". Os episódios se passam "há meio século", logo na década de 1850, e o narrador esmiúça o exercício de tal ocupação, que começava pela leitura e recorte dos anúncios de fugas nas folhas diárias, semelhantes aos que acabamos de ler. O conto evolui para a tragédia, opondo uma escrava fugida que estava grávida e Cândido Neves, pai recente que não tinha como sustentar o filho. É um texto duro, que escancara a necessidade de lidar com a herança da escravidão e suas consequências sociais.

José Pereira Rego, que se tornou o barão de Lavradio, nasceu no Rio de Janeiro em 24 de agosto de 1816 e aí morou a vida inteira, falecendo em 22 de novembro de 1892. Foi subdelegado de polícia da freguesia do Sacramento, na Corte, por ao menos dois anos na década de 1840,[10] por isso conhecia um tanto desse cotidiano da cidade que acabamos de vislumbrar. Ao se tornar o principal personagem da história da saúde pública no período imperial, teve de lidar com a febre amarela e demais epidemias e doenças que grassavam na Corte e no país. Fez isso imerso na "terra" e no "estrume" da história à qual não podia escapar.[11] Uma história cujos traços mais salientes, ou alguns deles, em especial no que concerne à capital do Império, espiamos por cima dos ombros de quem lia o exemplar do *Diario* de 2 de janeiro de 1850.

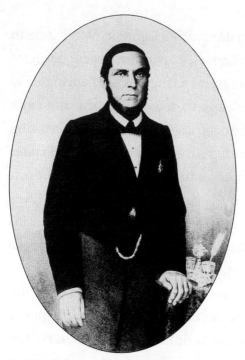

José Pereira Rego, barão do Lavradio (litografia)

III. JOSÉ PEREIRA REGO, BARÃO DOS MIASMAS

Pereira Rego recebeu o diploma de doutor em medicina em 1838, aos 22 anos portanto, defendendo uma tese sobre "as moléstias do coração". "Um dos clínicos mais afamados do Brasil", na avaliação de Sacramento Blake, principal biógrafo da elite imperial, ele foi eleito presidente da Academia Imperial de Medicina pela primeira vez em 1856, depois em 1864, e daí para a frente foi reeleito sucessivamente até 1883, quando se tornou presidente perpétuo.[12] A lista de honrarias que obteve é longuíssima, chegando ao baronato em 1874, elevado à honra de grandeza em 1877. Na política, pertenceu ao Partido Conservador, tendo sido eleito vereador e exercido o cargo na Corte em três mandatos. Recusou convites para presidir algumas das mais importantes províncias do Império — São Paulo, Bahia, Pernambuco e Rio de Janeiro. Ao lado da clínica médica, que, ao que consta, praticou quase até à morte, dedicou a vida às questões de saúde pública. Foi membro da Junta Central de Higiene Pública desde a criação desta em 1850 e seu presidente a partir de 1864; inspetor de saúde do porto desde 1865 e inspetor-geral do Instituto Vacínico desde 1873, pedindo demissão de todos esses cargos numa só penada em 1881. Ou seja, a partir de meados dos anos 1860, nosso personagem ocupou os postos centrais ligados à saúde pública da capital, três deles simultaneamente de 1873 a 1881. A Junta Central de Higiene, repartição vinculada ao Ministério do Império, tinha autoridade imediata sobre o município da Corte e a província do Rio de Janeiro, mas informava as medidas na área para o país inteiro, estando as autoridades sanitárias provinciais obrigadas a prestar contas a ela, por meio de relatórios anuais, do estado da saúde pública em suas jurisdições.[13]

A observação da extensa lista de publicações de Pereira Rego e a leitura de algumas delas mostram o largo escopo de seu pensamento e atuação, não atípicos do período. Há desde cousas mais ou menos misteriosas para leigos, como um texto sobre "os efeitos terapêuticos da ergotina e centeio espigado nas hemorragias uterinas puerperais", ao lado de estudos acerca do tétano, sífilis, erisipela, febre tifoide e disenteria, até vários artigos, relatórios e livros, entre os quais *História e descrição*, a respeito das epidemias de cólera, febre amarela, varíola e outras que atingiam o país no Oitocentos. Além disso, existem estudos sobre "os usos dos banhos de mar e seu emprego higiênico e terapêutico", "as águas potáveis do Rio de Janeiro", "o estado do sistema atual de esgotos e o movimento sanitário desta Corte", "A prostituição no Rio de Janeiro", e um "Exame comparado da meteorologia com o estado patológico e a mortalidade do Rio de Janeiro". Quanto a este último assunto, os estudos distribuem-se pelas décadas de sua atuação profissional, com ênfase no problema da mortalidade infantil. Escreveu também "acerca das moléstias de crianças, mais frequentes nas classes pobres". Esses temas se enfeixam às vezes em textos de obrigação do higienista-mor do Império, tal como um "Plano dos melhoramentos necessários para preservar a cidade do Rio de Janeiro das epidemias reinantes". A vista ampla sobre a cidade, que parecia buscar a conexão entre tópicos diversos, informada pelo intuito de intervir para modificar o ambiente urbano, é corolário das teorias médicas então vigentes a respeito das causas e modos de propagação de doenças epidêmicas. Mesmo depois de as teorias miasmáticas perderem legitimidade na virada do século XIX ao XX, continuou-se a pensar a cidade como uma espécie de imenso organismo, envolvida por uma "atmosfera" cuja predisposição era preciso decifrar e, se possível, transformar.

Pereira Rego se aproxima com muita cautela do problema espinhoso da contagiosidade ou não da febre amarela, ao qual dedica o capítulo V inteiro, além de comentários ocasionais pelo restante do livro. Importa apreciar a dificuldade nos termos em que se colocava em meados do século XIX, muito antes que se conhecesse a transmissão da febre amarela pela picada do mosquito *Aedes aegypti*, que também transmite dengue, zika e chikungunya.[14] A relevância da questão é que de sua resolução decorreriam as medidas práticas para tentar debelar a epidemia. Havia dois paradigmas básicos a respeito da forma de propagação de doenças epidêmicas. Uma doença se transmitia por "contágio" quando o indivíduo doente, por contato direto ou por meio do ar, a comunicava a outros. Nesse caso, a pessoa afetada produzia em si o "veneno" causador da moléstia e podia transmiti-la independentemente de sua permanência no ambiente ou local em que a doença se manifestara primeiro. O "veneno" viajava com o portador, por assim dizer, aonde ele fosse, levando o mal aos lugares a que chegava. A varíola era citada amiúde como exemplo de doença bastante contagiosa.[15] Uma epidemia se difundia por "infecção" quando a sua existência era atribuída à "ação exercida na economia por miasmas mórbidos". Isto é, a circunstância de existir matéria animal e vegetal em putrefação produzia miasmas que interfeririam no ar ambiente e provocavam o adoecimento de indivíduos susceptíveis ou não aclimatados às condições locais. As chamadas "febres intermitentes benignas e perniciosas", decerto designação genérica para o que com frequência era malária, apareciam como exemplo principal de moléstia infecciosa.[16] Sobre a febre amarela, Chernoviz, autor de um famoso dicionário de medicina, afirma não haver "unanimidade de opiniões", pois alguns a consideravam contagiosa, outros infecciosa, os dois lados apoiando-se "igualmente em fatos".[17] Pereira Rego aparenta desalento com a pendenga a respeito do tema — "debates renhidos e intermináveis, mas que [...] não têm produzido resultados alguns de interesse para a ciência e a humanidade".[18]

A se adotar a perspectiva dos contagionistas, as medidas preventivas seriam claras, apostando-se no isolamento de doentes e na quarentena dos navios que chegavam à cidade provenientes de portos afetados ou com enfermos a bordo. Essas providências provocavam a resistência de negociantes locais e de governos estrangeiros devido aos prejuízos ao comércio. Caso vingasse a ideia de que a febre amarela ou qualquer outra doença epidêmica fosse infecciosa, os esforços deveriam se voltar para o combate aos miasmas. Mas não se sabia lhufas sobre eles: "Nada há mais obscuro do que a natureza íntima dos miasmas"; "A química mais engenhosa perde-se na sutileza das doses e combinações miasmáticas". Não obstante tal desconhecimento a respeito de sua "natureza íntima", de não ser possível "tocá-los nem vê-los", professava-se reconhecer a presença dos miasmas pelo olfato. Ademais, "as condições que favorecem os desenvolvimentos miasmáticos estão bem determinadas".[19] Dos pântanos emanavam "eflúvios" miasmáticos, por isso às vezes o jeito era aterrá-los. Na cidade do Rio, semelhante recomendação era comum, assim como a condenação à criação de animais no centro da cidade, à falta de asseio das residências e vias públicas, à coleta de dejetos domésticos e despejo deles em praias e terrenos baldios. De qualquer forma, achava-se que a ocorrência de miasmas dependia também da temperatura, da umidade ou da falta desta, da presença ou não de "descargas elétricas" na atmosfera. Ou seja, o calor e fatores quiçá aleatórios, como ausência de trovoadas higienizadoras do céu, pareciam condições necessárias para que a porcaria apodrecesse e desse origem às partículas que ninguém sabia o que eram. Mais relevante, a tese do caráter infeccioso da febre amarela recebia reforço decisivo no fato de que os enfermos não transmitiam o flagelo quando deixavam o local onde haviam adoecido. Bem ao contrário da varíola, por exemplo, a febre amarela não viajava com os indivíduos por ela acometidos. Moradores mais abastados da Corte logo descobriram que o melhor preventivo contra a praga amarela consistia em passar o verão em Petrópolis.

Diante desses paradigmas contraditórios e do tom acre do debate entre os médicos, o autor de *História e descrição* defende a seguinte hipótese: "se razões mui fortes há para duvidar-se do contágio, outras não menos poderosas mostram clara e evidentemente seu aparecimento em lugares onde ela não existia, levada por focos de infecção extremamente pequenos, originados dos focos principais, onde teve lugar o desenvolvimento de uma epidemia".[20] A primeira parte do enunciado alude ao fato já visto de que os doentes de febre amarela não espalhavam a enfermidade para fora dos locais onde a tinham contraído. Esse aspecto é reforçado por Pereira Rego pela menção a exemplos de médicos que ingeriram propositalmente secreções de pacientes ou se inocularam com elas sem contrair a doença.[21] O passo seguinte é afirmar que, apesar dessas demonstrações de que a febre amarela não era contagiosa no sentido usual do termo na época, havia indícios fortes de que ela se transmitia de um lugar para outro "levada por focos de infecção extremamente pequenos". Debruçado sobre os dados a respeito da epidemia daquele verão, que viajara de Nova Orleans para Havana, daí para Salvador, e de Salvador para o Rio de Janeiro, Recife e mais cidades costeiras do país, é óbvio que Pereira Rego via os navios como os tais pequeníssimos "focos de infecção". De fato, seu relato identifica com precisão cada navio que aportara em

Salvador, no Rio e demais locais carregando doentes de febre amarela. No caso do Rio, ele mostra que os primeiros casos se seguiram à chegada de embarcação contaminada de Salvador e que os doentes eram marinheiros desse navio hospedados na rua da Misericórdia. Comprova que a praga se espalhara do porto para o interior da cidade em três direções diferentes. Em suma, havia em tais navios condições que reproduziam neles o ar ambiente carregado de miasmas morbíficos "originados dos focos principais" e capazes de fazer adoecer pessoas susceptíveis a bordo. Esses diminutos focos de "infecção marítima",[22] ao entrar em contato com o porto de uma cidade cheia de elementos conducentes à deflagração epidêmica, tinham produzido a tragédia. Diante do que se pensava naquele período a respeito da transmissão da febre amarela, a solução de Pereira Rego é engenhosa. Ele achava "muito razoável" a "crença" de que navios engajados no tráfico clandestino de escravizados, repletos "de africanos eivados de febres endêmicas na Costa d'África", seriam focos de "infecção marítima".[23]

IV. CONTROVÉRSIAS MÉDICAS E O DESAFIO DA HOMEOPATIA

Outro assunto assaz polêmico, o "tratamento da moléstia" é abordado no capítulo x. Três parágrafos iniciais descrevem as "muitas dúvidas e incertezas", buscando a explicação delas na transformação das doutrinas médicas ao longo do tempo, na possibilidade de a doença mudar as suas características segundo lugar e época, na dificuldade de conhecer a sua "natureza íntima". Assim como no capítulo sobre a contagiosidade da febre amarela, Pereira Rego aparenta familiaridade com a literatura pertinente à "história da moléstia nos diferentes países". Menciona desde Benjamin Rush, famoso por sua atuação em epidemia na Filadélfia no fim do século XVIII, até esculápios que atuavam na Martinica e em Nova Orleans, além de muitos doutores franceses, como de praxe na cultura médica brasileira do Oitocentos. O repertório terapêutico incluía purgativos, "fricções oleosas" sobre a pele, "fricções mercuriais", "banhos e afusões frias", vomitivos, amoníaco, vesicatórios, sulfato de quinina e "as sangrias sincopais e as grandes aplicações de sanguessugas ao epigástrio" na fase inicial do tratamento. Cada opção terapêutica vem acompanhada do comentário de que certos médicos a apoiavam, outros a condenavam.[24]

Ao passar às práticas dos médicos do Rio de Janeiro durante a epidemia, fica evidente que a aplicação da sangria aos pacientes ocupara o centro das controvérsias. Pereira Rego começa com um lamento revelador:

> Então viu-se aparecer algumas opiniões mais ou menos exageradas, ora proclamando-se, como vantajosas, as depleções sanguíneas gerais e locais, ora banindo-as completamente

como prejudiciais e fatais aos doentes, ora preconizando-se estes, ora aqueles meios, opiniões que, pode-se dizer, não eram baseadas nos fatos e observações entre nós ocorridos, porque ainda mui poucas eram nessa ocasião para motivarem uma crença qualquer; mas fundadas unicamente em princípios adquiridos na leitura de fatos passados em outros países; opiniões enfim de que alguns mal-intencionados se aproveitaram para chegarem a seus fins, embora com o sacrifício e imolação de muitas vítimas, fazendo prevalecer a ideia de que os médicos estavam em contradição de princípios, e não conheciam os meios de livrar os doentes de seus males.[25]

Segundo Lourival Ribeiro, seu biógrafo, a memória apresentada por Pereira Rego quando de sua candidatura a uma vaga na Academia Imperial de Medicina, em 1839, intitulada "Disenteria aguda", caracterizava-se por adesão aos ensinamentos de François-Joseph-Victor Broussais, médico francês criador de um método clínico chamado "medicina fisiológica".[26] De acordo com Broussais, não existiriam doenças propriamente ditas, mas sim "irritações" locais que se propagavam devido às conexões entre os órgãos. Essas "irritações" poderiam evoluir para uma "inflamação" geral. Ele achava que a maioria das doenças era resultante da inflamação do aparelho digestivo.[27] Apesar de afirmar que as tais "irritações" poderiam se originar em estímulos internos ou externos, Broussais praticamente só se ocupava dos últimos — quer dizer, variações ambientais, alimentação, estilo de vida.[28] Tudo avaliado sob o prisma do excesso, por isso os "conselhos às famílias"[29] durante a epidemia enfatizavam o controle do consumo de bebidas e a ingestão moderada de alimentos, pois a intemperança, aliada a temperaturas elevadas, poderia ocasionar a "pletora", ou superabundância de elementos, que se internalizava no indivíduo, desequilibrando os humores ou fluidos corporais e provocando o surgimento da enfermidade. A terapêutica reparadora deveria ser "antiflogística", intervencionista, consistindo em especial no uso da sangria por meio de lanceta, ventosas e sanguessugas.[30]

As ideias de Broussais eram contestadas pelo ecletismo, um movimento amplo e heterogêneo de médicos impressionados com as elevadas taxas de mortalidade de pacientes tratados em hospitais, esculápios que se haviam tornado descrentes de sistemas dogmáticos. Os ecléticos valorizavam a experiência acumulada no estudo de casos e na realização de autopsias, buscavam dados estatísticos em vez de hipóteses especulativas.[31] O debate francês repercutia no mundo acadêmico brasileiro, levando a pronunciamentos contrários à utilização da sangria, ou ao menos ao seu uso exagerado. Sigaud, médico francês radicado no Brasil, ao abordar tratamentos para as "febres intermitentes", diz assim: "Nossa opinião contra a sangria já foi manifestada, não servindo ela senão para enfraquecer os doentes, e desta sorte os expondo a não poderem suportar os acessos consecutivos".[32] Roberto Lallemant, que atuou na linha de frente durante a epidemia de 1850, atendendo pacientes em três enfermarias de estrangeiros, uma delas na Santa Casa da Misericórdia, ironiza a gritaria no debate sobre se a sangria "salva!" ou "mata!". Afirma não haver "doença alguma em que a sangria geral seja absolutamente vedada", nenhuma em que seja "absolutamente indicada e necessária". Tudo dependia da condição do enfermo. Ao comentar a sua prática em meio à tragédia, mostra-se crítico da sangria geral do braço. Reporta que esse tipo de procedimento "infelizmente não correspondeu às esperanças que a princípio devia fundar-se em um meio tão heroico". Chega a dizer que ela lhe pareceu "perigosíssima" para os pacientes, acrescentando porém que atendera a pessoas recém-chegadas e não aclimadas, "gente loura, sanguíneo-linfática", cuja enfermidade aparentava ter maior probabilidade de um desfecho fatal.[33] Lallemant, ao que tudo indica, só atendera a estrangeiros de raça branca, branquíssima, que se mostravam vulneráveis à lanceta — neles, "a sangria acelerava a morte". Ele alega, todavia, que a utilização de ventosas ao longo da coluna vertebral e no ventre — ou seja, a opção por um método moderado de eliminação do excesso de sangue e aumento da circulação dele — havia produzido melhor resultado.[34]

Ainda que seja correta a informação de que Pereira Rego tenha sido entusiasta dos ensinamentos de Broussais no início de sua carreira, a posição dele em *História e descrição* é bem mais cautelosa, como se vê no trecho do lamento a respeito das controvérsias sobre a sangria. De modo semelhante a Lallemant, reconhece a dificuldade dos clínicos ao enfrentar uma epidemia de febre amarela pela primeira vez, admite "alguns resultados funestos" da sangria geral assim como de outros tratamentos, porém diz que recorrera à aplicação de sanguessugas no ânus e no epigástrio em casos de dor no ventre e "congestão do fígado". Defende a sangria geral em tese, acreditando em seus efeitos nocivos apenas quando de "aplicação inoportuna".[35] Logo em seguida, no entanto, de forma surpreendente, conta que "nunca" empregara a sangria geral em mais de quinhentos doentes que atendera, oitenta dos quais em estado grave. Sempre encontrara contraindicações ao seu uso. Em três casos, convencido de que as condições dos doentes reclamavam esse tratamento, "não nos foi possível pô-la em prática pela obstinação com que sempre eles a recusaram, pretextando que morreriam, em virtude dos falsos preconceitos de que estavam imbuídos pela leitura dos jornais da época".[36]

As controvérsias relativas à sangria extrapolavam os debates no interior da medicina acadêmica oficial. Até o final da década de 1820, enquanto o controle das artes de curar pertencia à Fisicatura-mor, instituição colonial, o ofício de sangrar era majoritariamente exercido por escravizados e libertos, muitos dos quais africanos. Barbeiros-sangradores obtinham licença da Fisicatura para desempenhar uma atividade considerada ramo menor da arte da cirurgia, um ofício manual que lidava com sangue e parecia indigno aos praticantes da "arte liberal" da medicina. Os sangradores atuavam sob a recomendação dos médicos — visitando pacientes, nas enfermarias da Santa Casa, em suas lojas ou nas ruas. A partir dos anos 1830, com a fundação da Faculdade de Medicina da Corte, surge uma visão mais crítica do exercício da sangria por "estúpidos africanos". O procedimento seria complexo e perigoso, e aos poucos foi sendo incorporado pelos médicos em formação, sem prejuízo da continuação de sua prática por uma legião de gente sem licença formal para exercer a arte.[37] De qualquer maneira, mesmo que a sangria tenha continuado a ser utilizada ao longo de todo o século XIX, a perda de prestígio dela se torna óbvia no verbete dedicado ao assunto no dicionário de Chernoviz, edição de 1890. Após uma descrição minuciosa da sangria geral do braço, lê-se o seguinte: "Há quarenta anos, um sistema médico atribuía uma importância exclusiva à sangria no tratamento das moléstias; mas hoje os médicos [...] estão longe de a considerar como o remédio universal, e acautelam-se contra os perigos que pode oferecer o emprego de um meio tão poderoso. Em geral, no Brasil, deve-se usar pouco da sangria no tratamento das moléstias".[38]

No lamento de Pereira Rego sobre a sangria, resta saber a que ele se referia ao dizer que "alguns mal-intencionados se aproveitaram" das controvérsias entre os médicos para difundir a ideia de que eles "não conheciam os meios de livrar os doentes de seus males". Parágrafos adiante, reclama da falta de "polícia médica" no país, o que permitia que homens "sem as mais pequenas habilitações" andassem "a exercer a medicina, e a matar ou deixar morrer, sem recurso algum, quantos lhes caíam nas mãos".[39] No capítulo que inicia a obra, Pereira Rego já denominara "charlatanismo" esse exercício da medicina por quem não estaria habilitado para tal. Chega a reclamar da população, que muita vez se mostrara "ingrata", menosprezando os profissionais que se sacrificavam para atendê-la e acatando "o charlatanismo mais impudente, que só mirava o interesse pecuniário e nunca o da humanidade".[40] A queixa era principalmente contra os praticantes da homeopatia, cujas críticas à medicina oficial naquela quadra bem podiam ser um dos motivos da resistência de pacientes à sangria, a outras terapias enérgicas dos alopatas e aos próprios hospitais. Na verdade, o desafio da homeopatia explica muito do tom defensivo de Pereira Rego em *História e descrição*, pois essa prática alternativa de cura tinha muitos adeptos no Rio de Janeiro no período, como se verá a seguir.[41]

Durante a epidemia de 1850, os homeopatas atuaram com desenvoltura. O proprietário do *Jornal do Commercio* era adepto da homeopatia e apoiava a sua propaganda e difusão no país desde o início da década de 1840.[42] João Vicente Martins, por exemplo, figura central dessa escola na Corte, publicava com frequência artigos no *Jornal*, em geral intitulados "Homeopatia pura", nos quais criticava o tratamento dado aos doentes de febre amarela e a organização do atendimento à população, além de reivindicar apoio do governo para o oferecimento da alternativa homeopática aos pacientes que a desejassem.[43] O *Jornal do Commercio* tinha contrato com a Câmara dos Deputados para a publicação integral dos debates parlamentares. Entre os membros da legislatura vigente estavam Paula Cândido e Cruz Jobim, ambos professores da Faculdade de Medicina; o segundo, médico da Santa Casa da Misericórdia e alvo constante do questionamento e da ironia dos pares, no Parlamento, e dos homeopatas, fora dele, aos quais respondia com gosto em longos discursos. A exposição das controvérsias sobre assuntos médicos na Câmara ao lado de artigos em defesa da homeopatia e contra a medicina oficial, no principal jornal do país na época, não devia transmitir confiança à população quanto ao preparo dos doutores e do poder público para lidar com a crise aguda de saúde pública.

Os homeopatas insistiam em três aspectos. Primeiro, alegavam que o tratamento baseado na alopatia era prejudicial aos enfermos. Faziam isso com verve. João Vicente Martins, em texto de meados de março, pico da epidemia, quando chegaram a morrer mais de noventa pessoas na cidade num só dia,[44] diz assim: "a medicina não é só um erro, não é só uma mentira, é um flagelo permanente"; "não cura os doentes", mas "os mata à força de tormentos ou pelo indiferentismo, ou deleitando-se a fazer experiências".[45] Outro homeopata, Maximiano Marques de Carvalho, em junho, já no fim da epidemia, fazia uma retrospectiva: os alopatas "esgotaram os seus doentes com sangrias, e depois empregaram o tártaro emético em doses brutais, os doentes não gemeram nem sentiram, porque estavam desfalecidos, e eles disseram que isso era *tolerância*, e continuaram a empregar o tártaro, e os seus doentes morreram". Mais abaixo, sugere que o seu opositor na refrega retórica do momento andava muito "bilioso", que precisava "ser sangrado, purgado e clisterizado, para entrar com mais calma em uma questão científica".[46] Esse estilo viril se fazia acompanhar pelo desafio de que a Santa Casa ou o governo imperial criassem uma enfermaria para que os homeopatas atuassem, pois assim ficaria provado que a sua arte de curar teria resultados mais benéficos aos pacientes, diminuindo a mortalidade pela epidemia. Tais demandas não lograram êxito junto ao governo. Porém, a Sociedade Portuguesa de Beneficência aceitou o oferecimento de João Vicente Martins, que era patrício e benemérito da instituição, para criar uma enfermaria homeopática, sob a direção dele, destinada a tratar gratuitamente portugueses pobres.[47]

A segunda característica da propaganda homeopática consistia precisamente na caridade, no compromisso de atendimento gratuito aos pobres, inclusive quanto ao fornecimento da medicação. João Vicente Martins e dois outros colegas, mais professores e alunos da "escola homeopática", prometiam estar "sempre prontos a prestar aos enfermos, principalmente aos pobres, todo o auxílio que esteja em seu poder para curá--los da febre que atualmente flagela esta cidade; e bem persuadidos estão de que recorrendo os doentes logo no princípio à homeopatia, hão de curar-se infalivelmente". No topo do reclame, em letras graúdas, lê-se: "Remédios de graça aos pobres".[48] Noutro exemplo, "consultório homeopático gratuito para os pobres [...] fundado e dirigido por Bento José Martins. Dá-se remédios de graça a qualquer hora do dia e da noite, a toda e qualquer pessoa necessitada afetada da epidemia reinante".[49] Os consultórios homeopáticos se multiplicaram bastante com o desenrolar da epidemia, vários deles oferecendo serviços gratuitos aos pobres.[50]

Por fim, entre os homeopatas havia aqueles que defendiam que a sua arte de curar poderia ser aprendida por leigos. João Vicente Martins dizia que "Pouco a pouco se há de ir compreendendo que para exercer a caridade, tratando enfermos, poupando muitas vidas, evitando muita orfandade e viuvez, não são necessários diplomas acadêmicos".[51] Em meados de abril, a epidemia se alongava, o governo acabara de proibir os enterramentos nas igrejas e a tensão era grande.[52] Ao lado do trecho acima, da "Homeopatia pura", aparecia outro intitulado "Profanação", não assinado, que reclamava do serviço do Cemitério do Catumbi. Mandara-se abrir uma vala imensa, "por negros imundos", e os féretros aconteciam "promiscuamente";

alegava-se que tudo era conduzido com "desmazelo e grosseria", e que "esfarrapados negros" carregavam os caixões, sem deixar que ninguém se aproximasse. A medida era decerto para proteger parentes e amigos do morto contra o perigo do contágio. Pois nesse contexto Martins decidira abrir outra enfermaria gratuita para os pobres na Cidade Nova, para onde a doença se alastrava, e resolvera oferecer "botica e livros homeopáticos" a inspetores de quarteirão, subdelegados e outras autoridades locais que os quisessem receber, para que aprendessem eles próprios a atender os necessitados.[53]

Tratamentos prejudiciais aos doentes, falta de caridade para com os pobres, questionamento do valor do conhecimento acadêmico — os homeopatas, vários dos quais diplomados em faculdades de medicina, levavam gente como Pereira Rego e Cruz Jobim a subir nos tamancos. Homeopatia era charlatanismo, ou a arte de distrair o paciente enquanto a natureza o curava ou a doença o matava.[54] No *Correio Mercantil*, uma coluna regular intitulada "Resenha parlamentar" ironizava os deputados até não poder mais, às vezes de modo amargo, com desalento. Enquanto a epidemia avançava, os parlamentares gastavam algumas sessões para aprovar um crédito emergencial de cem contos para o governo lidar com a tragédia, em meio a discursos longuíssimos sobre se a febre amarela se espalhava ou não por contágio. Cruz Jobim tentava amordaçar os homeopatas propondo à Assembleia Legislativa um projeto que estabelecia censura prévia contra "o abuso da pública credulidade feita por meio de publicações [...] sobre a natureza e meios preventivos ou curativos da epidemia reinante". O colunista, que não assinava mas respondia cartas endereçadas à "Senhora Resenha", explica a Cruz Jobim que a ideia dele feria a Constituição.[55] O deputado Moraes Sarmento apresentou uma emenda ao projeto do crédito de cem contos. Queria vinculá-lo à criação de um lazareto homeopático! Inspirada pela batalha épica que se seguiu, a "Senhora Resenha" recita Bocage:

> *A morte um dia enjoou-se*
> *D'um nome que se abomina,*
> *Quis o azedume adoçar-lhe*
> *E crismou-se em medicina.*

Depois de muita falação, a emenda que daria aos homeopatas apoio oficial para cuidar de pacientes de febre amarela foi derrotada por 33 votos contra 26.[56] Apesar da derrota, a contagem mostra a força da homeopatia entre a elite imperial naquele momento. Talvez refletisse uma pressão popular por essa opção de tratamento. Vista desse prisma, a dedicatória de Pereira Rego em *História e descrição*, "À Corporação Médica do Rio de Janeiro", parece um desagravo aos colegas e a si próprio.

Resta evocar o homeopata mais famoso da história da literatura brasileira: José Dias, o agregado em *Dom Casmurro*, de

Machado de Assis. Bento Santiago conta o que sabia a respeito de como José Dias se juntara à sua família. Ainda moravam na fazenda de Itaguaí e ele, Bentinho, tinha acabado de nascer, o que situa os acontecimentos provavelmente em 1843, ano da chegada do francês Benoît Mure ao Rio de Janeiro e do início da propaganda homeopática no país. Segundo Dom Casmurro, José Dias "Um dia apareceu ali vendendo-se por médico homeopata; levava um *Manual* e uma botica. Havia então um andaço de febres; José Dias curou o feitor e uma escrava, e não quis receber nenhuma remuneração. Então meu pai propôs-lhe ficar ali vivendo, com pequeno ordenado. José Dias recusou, dizendo que era justo levar a saúde à casa de sapé do pobre".[57] Retirou-se prometendo voltar em três meses, mas retornou em duas semanas e nunca mais foi embora. Quando a família mudou para a capital, foi junto e ganhou um quarto no fundo da chácara. Certo dia, as febres grassavam de novo em Itaguaí e o velho Santiago disse ao agregado que fosse curar os escravos. Em tom de confissão, José Dias explicou que não era médico. Dizia-se tal "para ajudar a propaganda da nova escola, e não o fez sem estudar muito e muito; mas a consciência não lhe permitia aceitar mais doentes". O pai de Bentinho argumentou que ele havia curado no passado. O agregado retorquiu que foram os remédios indicados nos livros, mas que ele próprio "era um charlatão", o que, àquela altura, ainda não abalava a sua fé na homeopatia: ela "é a verdade, e, para servir à verdade, menti". Dom Casmurro conta o episódio como quem insinua que o agregado desejava simplesmente evitar o incômodo de ir a Itaguaí. Muitos anos depois, quando estava muito doente e à morte, Bento ia chamar um homeopata para vê-lo. José Dias respondeu que não, que "basta um alopata; em todas as escolas se morre".[58]

Podemos imaginar que José Dias aparecera na fazenda dos Santiago em Itaguaí carregando os livros e a botica homeopáticos do reclame reproduzido na imagem da página seguinte.[59] Lê-se num trecho dele: "Esta obra, escrita em linguagem acomodada à inteligência das pessoas estranhas à arte de curar, explica os sintomas, distinção e tratamento de quase todas as doenças. É utilíssima aos que principiam a curar pelo sistema homeopático, é de suma importância aos Sr.[s] Fazendeiros para tratamento dos seus escravos e crias [...]".

Dom Casmurro, o narrador do romance de Machado de Assis, insinua que o agregado era interesseiro, oportunista, empenhado em agradar os membros da família Santiago para permanecer ali por tempo indeterminado. Seu modo de andar representava o seu proceder: "calculado e deduzido".[60] José Pereira Rego e seus pares, a braços com as dificuldades de decifrar a forma de propagação e a eficácia dos tratamentos disponíveis para a doença epidêmica que se disseminava, desafiados ademais por outra arte de curar, decerto concordariam com a maneira como Dom Casmurro via José Dias e sua homeopatia.

AOS SRS. FAZENDEIROS, E

ás pessoas que se acharem longe dos soccorros medicos.

GUIA PRATICA ELEMENTAR DE CURAR HOMOEOPATICAMENTE,

pelo Dr. Cochrane,

2 vols. — por 16⊅000.

Rua da Ajuda n. 61.

Esta obra, escripta em linguagem accommodada á intelligencia das pessoas estranhas á arte de curar, explica os symptomas, distinção e tratamento de quasi todas as doenças. É utilissima aos que principião a curar pelo systema homœopathico, é de summa importancia aos Srs. fazendeiros para tratamento dos seus escravos e crias, assim como a todas as pessoas que se acharem longe dos soccorros medicos.

Botica de 12 medicamentos 10⊅000
» » 30 » 20⊅000
» » 60 » 40⊅000
» » 122 » 80⊅000

A botica de 122 medicamentos é composta de *globulos* e *tinturas* que pertencem á obra da Guia Pratica Elementar; todos os medicamentos mencionados nesta obra para a applicação das differentes enfermidades fazem parte desta botica :

Rua da Ajuda n. 61.

« Illm. Sr.

« Rogo a Vm. de remetter-me outra botica inteira com as tinturas para um vizinho meu, como aquella que eu mandei comprar na sua casa. Tenho muita satisfação de lhe participar que tenho tido o mais feliz resultado no tratamento dos meus escravos. A sua obra tem-me esclarecido muito, confesso-lhe a verdade, é a unica sobre a homœopathia que eu pude bem comprehender.

« De Vm. attento venerador e servo,

« *José Raimundo Soares.*

« Fazenda do Ribeiro do Lages.— Pirahy. »

"Aos sr.ˢ fazendeiros, e às pessoas que se acharem longe dos socorros médicos", *Correio Mercantil*, 21 de fevereiro de 1850, p. 4

V. ESCRAVIDÃO E FEBRE AMARELA

Ao expor a controvérsia a respeito do tratamento da febre amarela, Pereira Rego a insere num debate internacional de que a comunidade médica brasileira participa sem protagonizá-lo — ou seja, basicamente toma o partido de posições formuladas alhures, nas europas dos sonhos de doutores bem-pensantes. Em contraste, no que concerne às conexões atlânticas que faziam a epidemia viajar, nas quais a escravidão era central, o Brasil desempenhava papel de gente grande. Pereira Rego descreve assim o caminho da febre amarela:

> Se [...] procurarmos achar o primeiro ponto em que se desenvolveu a epidemia, decerto o encontraremos, sem contestação, na província da Bahia, para a qual todas as circunstâncias inerentes ao seu aparecimento contribuem a fazer acreditar que foi importada pelo brigue americano *Brasil*, vindo de Nova Orleans, e chegado àquela cidade em 30 de setembro de 1849, [...] o qual brigue, segundo certas opiniões, tocara em sua viagem para a Bahia no porto de Havana; muito embora bastantes pessoas na Bahia acreditassem, como se deduz do parecer do conselho de salubridade de Pernambuco que ela foi levada pela introdução, em grande escala, de africanos eivados de febres endêmicas na Costa d'África, crença que em nosso pensar não deixa de ser muito razoável.[61]

Nova Orleans, Havana, Salvador; sul dos Estados Unidos, Cuba (ainda colônia da Espanha) e Brasil — as três principais sociedades escravistas do período ligadas pela febre amarela. Enquanto a epidemia se espalhava no segundo semestre de 1849, Brasil e Cuba continuavam envolvidos no tráfico ilegal de africanos escravizados.[62] Em 1849, 62 068 africanos foram aprisionados na África com destino ao Brasil; em 1850, foram 32 376 até setembro, quando o tráfico praticamente cessou devido a uma nova lei de proibição dele. Para o Caribe, em 1849 e 1850, 12 649 pessoas escravizadas partiram da África.[63] A associação entre febre amarela e tráfico africano era assunto antigo e controverso na literatura médica. A própria ideia de Pereira Rego de que navios poderiam se tornar pequenos focos de infecção epidêmica talvez fosse tributária dos textos de Audouard, médico francês que acreditava na geração espontânea do gérmen causador da moléstia nos porões dos navios negreiros — imundos e cheios de materiais humanos em putrefação oriundos "da raça Negra".[64] De qualquer maneira, Pereira Rego nada diz de definitivo a respeito, ciente de que o tráfico africano não poderia ser causa suficiente da epidemia daquele verão. Estivera lá, ilegal e intenso, nos anos anteriores, sem que a febre amarela se alastrasse. Mas acreditar que o crime do tráfico tivesse algo a ver com o flagelo da peste "não deixa de ser muito razoável".

De 1849 a 1852 circulou na capital um periódico chamado *O Philantropo*, órgão da Sociedade contra o Tráfico de Africanos e Promotora da Colonização e Civilização dos Indígenas, cujo objetivo professado no cabeçalho da primeira página de cada número consistia em "combater a escravidão doméstica entre nós, demonstrar seus negros males, e apresentar os mais seguros meios de a extinguir, e prevenir seus funestos resultados".[65] Segundo Kaori Kodama, uma das características da publicação era a participação expressiva de médicos entre editores, integrantes de comissões e assinantes do semanário.[66] Paula Cândido e Cruz Jobim estavam entre os assinantes, além de outros representantes da medicina oficial, como Nicolau Moreira, sobre quem falaremos adiante, e da homeopatia, como Thomas Cochrane, autor do manual da arte de curar pelos glóbulos que, imaginamos, o agregado José Dias carregava consigo às senzalas e às casas dos pobres.

Apesar da promessa de combate à escravidão, os responsáveis pelo periódico em 1850 lutavam de fato pelo fim imediato do tráfico de africanos escravizados, que estava formalmente proibido desde a lei de 7 de novembro de 1831 mas continuava desde então como contrabando. A extinção da instituição da escravidão propriamente aparecia num horizonte longínquo, realizável apenas após uma série de transformações que a tornasse possível, tais como a chegada de colonos estrangeiros, mecanização da agricultura, nova legislação fundiária, e por aí adiante. Segundo O *Philantropo*, a epidemia de febre amarela havia atingido o país por meio dos navios negreiros. Além de enfatizar a morbidade em geral a bordo dos navios dos "contrabandistas de carne humana", os editores argumentavam que a doença reinante era a "febre africana", endêmica no continente de origem dos escravizados, "onde ataca, sobretudo estrangeiros, com um caráter assustador e quase sempre mortal".[67] Criticavam duramente o presidente da Bahia, que insistia na tese de que a doença fora introduzida por navio vindo dos Estados Unidos, alegando "que a crença geral aponta para a África". Até quanto à eclosão da doença no Rio de Janeiro, via Bahia, mostravam-se céticos, pois naquele tempo andavam chegando à província fluminense navios da Costa d'África que traziam "mais febres do que pretos".[68]

O tom aguerrido dos redatores de O *Philantropo* contra o tráfico negreiro, justificável política e moralmente, não basta para provar que a epidemia de febre amarela de 1850 chegara nalgum navio vindo direto da África. Pode ser que sim, pode ser que não. Mais importante é a conexão que aí aparece entre febre amarela e chegada de imigrantes europeus num contexto em que se vislumbrava a extinção gradual da escravidão: "E o maior dos inconvenientes do flagelo é o temor da sua repetição nos anos futuros, temor que nos privará dessa mesquinha colonização europeia que entra todos os anos, e que fará retirar do Brasil riqueza e população branca".[69] A guerra de O *Philantropo* ao contrabando de africanos leva os redatores do periódico a articularem uma visão racializada da febre amarela que teria carreira longa no país. Na edição de 15 de março, por exemplo, o arranjo das matérias no espaço do jornal diz até mais do que as próprias palavras, ou completa visualmente o sentido destas. Na primeira página, há um texto extenso com o argumento habitual de que "a epidemia reinante é originária da África". Nas páginas seguintes, encontramos uma matéria sobre "escolas agrícolas", outra intitulada "Os estudos sobre a colonização", mais algumas a respeito de colônias de imigrantes europeus em Santa Catarina e no Rio Grande do Sul. No meio disso tudo, sem nenhuma explicação, há a reprodução do artigo 1.º da lei provincial baiana de 13 de maio de 1835, feita na esteira da repressão à grande rebelião escrava que acabara de ocorrer em Salvador, e que autorizava o governo a expulsar da província, ou a prender até que fossem "reexportados", "quaisquer africanos forros suspeitos de promover, de algum modo a insurreição de escravos".[70] O silêncio sobre o sentido dessa matéria, cujo título é "A reexportação de africanos", vale mil palavras. O fim do tráfico negreiro seria acompanhado do incremento da vinda de colonos europeus, brancos, para promover a agricultura e um país livre da escravidão. Quiçá também livre dos negros, reexportados ou feitos desaparecer por algum outro meio, digamos, menos literal e por inventar, como veremos. A febre amarela, flagelo dos estrangeiros, poderia pôr tudo a perder.

A febre amarela foi central à formação de ideologias raciais no mundo atlântico porque se mostrava doença propícia a especulações sobre a existência de características fisiológicas que apoiassem a noção de que havia diferenças inatas entre negros e brancos. O motivo disso era a observação repetida de episódios de susceptibilidades distintas entre negros e brancos à febre amarela. Um dos primeiros registros desse tipo concerne a epidemias de febre amarela que se repetiram em Pernambuco de 1685 aos anos iniciais da década de 1690. Um de seus observadores, Miguel Dias Pimenta, em publicação de 1708, diz que em apenas duas semanas da epidemia de 1685 foram enterrados "no Arrecife e em Santo Antônio perto de seiscentas pessoas todos homens brancos, uma dezena de mulatos, mui poucas mulheres, poucos negros e menos meninos". Mesmo depois que arrefeceu, o flagelo continuou a atingir de preferência pessoas recém-chegadas ao "Arrecife".[71]

Não há explicação definitiva, na ciência contemporânea, para as susceptibilidades diferentes à febre amarela.[72] Como a constatação da menor vulnerabilidade dos africanos se deu muita vez durante a vigência do tráfico negreiro, pode ser que esses africanos fossem provenientes de regiões de seu continente de origem onde a doença se fizera endêmica. Ao contraírem a moléstia quando crianças, sobrevivendo a ela, teriam adquirido imunidade permanente. Esse tipo de imunidade adquirida pode talvez explicar como populações locais, afrodescendente ou branca, pareciam sofrer menos da praga do que pessoas recém-chegadas ao local epidêmico, fossem estas últimas vindas de outras províncias do Império ou de países estrangeiros. Outra hipótese seria a de que as populações locais pudessem se beneficiar de alguma imunidade cruzada à febre amarela — por exemplo, no caso do Rio, a dengue, doença transmitida pelo mesmo mosquito, era tão comum na década de 1840 que ficara conhecida como "febre polca", a dança da moda.[73] Todo mundo dançava polca e pegava dengue. Há também a hipótese de que uma adaptação genética tenha dotado de resistência inata à febre amarela grupos humanos longamente expostos a ela. No entanto, não existem estudos que comprovem alguma característica genética associada à resistência à febre amarela.[74]

Ainda que existissem, não há fundamento científico na associação entre raça e susceptibilidade diferenciada a doenças. Adaptações genéticas ocorrem em agrupamentos humanos em processo muito prolongado de interação com determinadas características geográficas e ambientais ou em decorrência de aquisições ou mudanças culturais. É provável que parte importante das variações genéticas existentes na nossa espécie tenha se originado nos últimos 10 mil anos como resultado de transformações no modo de vida associadas à emergência de economias agropastoris.[75] Sabe-se, por exemplo, que o desenvolvimento da agricultura propiciou a proliferação de certos tipos de mosquito. Grupos humanos longamente expostos à malária, doença transmitida pelo mosquito *Anopheles*, adquiriram resistência inata a alguns tipos dela propiciada pela anemia falciforme. Tal sorte de adaptação genética não se resume a povos originários da África, onde a espécie humana surgiu e donde se espalhou para os demais continentes, mas se encontra também em povos do Oriente Médio e da Índia. Tem a ver apenas com exposição à malária na longuíssima duração. Há vários outros exemplos de mudança genética vinculada à interação dos animais humanos com diferentes climas e em função de mudanças econômicas e modos de vida, inclusive quanto à aquisição de colorações variadas na pele.[76] Nada disso tem a ver com raça, que não é conceito biológico, mas fenômeno histórico, construção social. A realidade dela é sólida como uma rocha, faz acontecer nas sociedades, mas inexiste nas preferências de vírus, bactérias, germens e outros bichinhos que tais.

O fato é que, ao constatar a chegada da febre amarela ao Rio de Janeiro, a classe médica estava preparada para reparar nas diferentes susceptibilidades à doença. Vários dos textos médicos citados nas obras sobre febre amarela do período no Brasil faziam referência ao tema que, de resto, era parte do repertório comum às sociedades escravistas das Américas. Quanto aos Estados Unidos, duas epidemias ocorridas em Charleston, Carolina do Sul, deram origem às primeiras observações sistemáticas a respeito da diferença na mortalidade de negros e brancos por ocasião dos ataques do "vômito-preto", ou da "febre pútrida ou maligna dos climas quentes".[77] Na primeira, em 1699, entre trezentos mortos apenas uma pessoa não foi descrita como branca. A outra epidemia, em 1748, propiciou um relato muito influente, por John Lining, citado daí em diante por ao menos um século como confirmação da suposta imunidade inata dos negros à febre amarela.[78] Lining partia do pressuposto de que pessoas negras e brancas, além de contrastarem na aparência, tinham constituição interna distinta. Ele enfatizava que a susceptibilidade à febre amarela poderia variar segundo o grau de negritude da pessoa, insinuando portanto a ideia de pureza racial.

Durante o violento ataque de febre amarela na Filadélfia, em 1793, Benjamin Rush, político e médico prestigioso, baseado em Lining e supostamente em suas próprias observações no início da epidemia, propalou a noção da resistência dos negros à doença e conclamou aqueles que fossem livres entre eles a se engajar na assistência aos enfermos.[79] Nos meses seguintes, constatou-se o acirramento dos conflitos raciais, sendo os negros acusados de tirarem vantagem da situação. O próprio Rush reparou depois que havia exagerado quanto à ideia de serem os negros imunes à febre amarela, pois vários adoeceram, sem que isso afetasse, todavia, a percepção geral da maior imunidade deles ao flagelo. Tanto José Pereira Rego como Bernardo José de Figueiredo, este em sua tese sobre febre amarela defendida na Faculdade de Medicina do Rio de Janeiro em 1847, citam a obra de Benjamin Rush, ainda que não em momentos de seus textos devotados à discussão sobre diferentes vulnerabilidades à enfermidade.

Até que ganhassem a companhia do Rio de Janeiro em 1850, Havana e Nova Orleans tinham se firmado, por assim dizer, como as capitais da febre amarela no mundo atlântico. Em Nova Orleans, uma comunidade médica relativamente influente, comandada por um esculápio chamado Samuel Cartwright, passou a produzir textos médicos radicalizando a ideia de que existiria uma resistência inata dos negros à febre amarela. Se no texto de John Lining, de um século antes, havia algum espaço para ambiguidade, pois Lining reconhecia o aclimamento dos povos ao seu ambiente de vida como outra forma possível de adquirir imunidade a doenças, Cartwright vê apenas o contraste entre as raças. Conforme o debate sobre a febre amarela evolui no contexto do aumento das tensões políticas que levariam à Guerra Civil Americana, mais a naturalização das diferenças aparentes entre as raças servia para justificar a continuidade da escravidão. Para Cartwright e seus seguidores, os negros eram os mais aptos a fazer o trabalho braçal das fazendas sob o sol ardente do sul dos Estados Unidos e do Caribe. A morte em grande número de irlandeses pobres que chegavam à região parecia confirmar as ideias dele.[80]

VI. RAÇA, IMIGRAÇÃO E FEBRE AMARELA

Enquanto nos Estados Unidos a racialização da febre amarela adquiria contornos políticos associados ao conflito nacional acerca da escravidão, como se desenrolavam as cousas no Brasil? Pereira Rego oferece uma visão nuançada do tema. Ele parte da noção de aclimamento para estabelecer uma hierarquia de vulnerabilidade à doença: "A falta de aclimamento é sem dúvida uma das condições que mais influem para a gravidade da moléstia, segundo o testemunho de todos os observadores que têm estudado a febre amarela".[81] De acordo com esse critério, confirma-se a alta mortalidade de marinheiros e estrangeiros recém-chegados à cidade, portanto não familiarizados com as "influências climatéricas" locais e sua atmosfera miasmática característica. Segue-se a afirmação de que os clínicos haviam reparado na severidade do vômito-preto entre "os filhos de Minas e São Paulo", entre os quais houvera muitas vítimas. Aqueles que se contavam entre os "aclimados e naturais" tinham sofrido menos do que os grupos anteriores, e em todos os grupos os homens tinham sofrido mais do que as mulheres, supostamente porque se expunham mais às intempéries do clima.

Quanto aos negros, a situação é mais complexa do que seria de esperar. Pereira Rego sustenta que a epidemia atacara "geralmente os africanos e crioulos, posto que pela maior parte em grau pouco intenso".[82] Sugere que a doença chegara a muitas famílias — inclusive à dele próprio — por meio dos escravos domésticos da casa e em especial daqueles que andavam ao ganho na rua. Em seguida, ele contrasta a situação verificada em relação à febre amarela com a escarlatina, pois esta última enfermidade não costumava atingir com intensidade a população negra, afetando "apenas alguns crioulos de pouca idade, bem como as pretas ocupadas no serviço doméstico", mas mesmo nessas com sintomas leves. Depois traça um paralelo entre a febre amarela e a "febre reumática" que "reinou nesta cidade". Tal doença, "vulgarmente denominada 'polca'" — que era a dengue, como já mencionado —, teria acometido os negros de forma generalizada, tal qual acontecera com a febre amarela. Pereira Rego via bastante "analogia" entre a febre polca e a febre amarela, que raramente excedia "do primeiro período nos africanos e crioulos". Além de as doenças serem generalizadas entre eles, essa "analogia" se devia ao fato de haver semelhanças quanto aos sintomas ou à marcha das moléstias. Em suma, ele via "pontos de contacto que ligam as duas epidemias", tanto "por seus sintomas, como pelas condições climatéricas" — ou seja, ambas grassam no verão. As observações de Pereira Rego parecem ir na direção da hipótese, já referida, de que a dengue poderia prover alguma imunidade cruzada à febre amarela.

Um levantamento a respeito da ocorrência da palavra "raça" nos *Annaes Brasilienses de Medicina* em todo o seu período de publicação, 1851 a 1885, revela que praticamente nada havia lá sobre o assunto na década de 1850, mas que o termo se torna bastante presente a partir do final da década de 1860.[83] Essa maior adoção do conceito de raça em vários textos do periódico coincide com a intensificação do processo de crise da escravidão. Os *Annaes* eram o periódico oficial da Academia Imperial de Medicina, presidida por Pereira Rego de 1864 a 1883, por isso interessa ver o que se diz ali sobre raça, em especial no que tange à conexão entre raça e febre amarela. Em *História e descrição*, o vocábulo "raça" não aparece nenhuma vez.

Corrêa de Azevedo, em texto de 1859 sobre a "polícia médica" da febre amarela, mantém-se na perspectiva de Pereira Rego, salvo num aspecto.[84] "Polícia médica" é o conjunto de medidas para a prevenção de doenças, tanto as atinentes ao aconselhamento dos indivíduos quanto aquelas pertinentes à iniciativa dos governos. Logo de início, o autor alerta para a relevância do tema, devido à "magnitude" da "influência" que "este flagelo teve, tem e terá nos futuros destinos de colonização e de navegação mercante". Em seguida apresenta o problema que deseja abordar: "É de observar no Rio de Janeiro, que os homens pretos são menos sujeitos a contrair a febre amarela, do que os homens da Europa, os das regiões setentrionais dos Estados Unidos, e do que os brasileiros das províncias mais frias ou mais montanhosas. Isto é uma lição da história". A chave da resposta estava no conceito de "aclimação", definido como a "acomodação da quantidade de sangue à alta temperatura, na redução da pletora relativa que caracteriza os recém-chegados". O resto é previsível. Os europeus trazem de seus locais de origem, e os italianos são um exemplo, o hábito de refeições suculentas, como massas e risotos, num tipo de alimentação que, "não sendo completamente *queimada* [grifo no original]" nos climas quentes, deixa no organismo "detrimentos miasmáticos". A combinação entre a absorção de ar saturado de emanações orgânicas presentes na atmosfera local e os "detrimentos" resultantes de uma alimentação inadequada produz a pletora, o excesso de elementos. Presume-se que abundantes sangrias seriam prescritas, fosse o tratamento da moléstia o assunto da "memória". Até aí, com certo colorido pessoal, tudo nos conformes segundo a escola de Broussais. Adiante, porém, Corrêa de Azevedo especula sobre a aptidão de diferentes raças ao aclimamento em regiões do planeta. Os holandeses dificilmente se aclimatam em Java, os ingleses só atingem uma "raça aclimatada" na Índia na terceira geração. Por fim, "A raça portuguesa que após séculos se aclimatou na Índia é misturada com indígenas armênios e judeus, raças conhecidas por facilmente aclimatarem-se por toda a parte".[85] Às indefinições sobre os miasmas e suas formas de agir no organismo, o autor adiciona noções naturalizadas acerca das características das supostas "raças" e do que acontece quando de seu cruzamento no que tange à capacidade delas para viver em zonas de clima quente. Essas linhas de Corrêa de Azevedo anunciam uma mudança de paradigma.

Em seu número de março de 1870, os *Annaes* trazem uma matéria com o seguinte título: "Questão étnica-antropológica: o cruzamento das raças acarreta degradação intelectual e moral do produto híbrido?". O texto, de autoria de Nicolau Moreira, consistia no resumo de uma "memória" sobre o tema apresentada à Academia, seguido de sua apreciação crítica. O dr. Moreira indicava imprecisão de conceitos e outros problemas no trabalho avaliado, mas a sua discordância mais incisiva era quanto à ideia do autor de que os "cruzamentos de raças disparatadas" resultariam em híbridos aos quais se transmitiriam "qualidades morais e intelectuais".[86] Segundo ele, o memorialista acreditava erroneamente que "a raça superior imprime por meio do cruzamento seus caracteres na raça inferior". Para provar o equívoco, bastaria observar a "degradação" dos "descendentes de Albuquerque e Vasco da Gama", que "conquistaram a Malásia e aliaram-se com os indígenas"; noutro exemplo, os caracteres físicos da raça negra prevaleciam "quando cruzada com a branca". Os russos haviam cruzado com os mongóis e os mestiços resultantes tinham "todos os traços asiáticos". Em conclusão, a raça europeia, "harmônica de forma", "caracteres anatômicos da raça mãe", se abatia quando combinada com "raças secundárias", em especial com "o tipo africano", mais "enérgico" — o que aqui parece significar algo como mais "primitivo" ou "selvagem" —, pois este dominava a resultante de qualquer cruzamento com outras raças.[87] Na visão do dr. Moreira, a mistura entre povos só seria benéfica caso envolvesse gente da mesma raça. Ele alega que cada raça em separado é capaz de se aperfeiçoar, que o cruzamento de povos próximos, em situações bem selecionadas, acarreta melhoramentos. Mas a perfectibilidade humana não comporta híbridos de raças distantes. Haveria "centenares de fatos históricos" para comprovar o acerto disso. Segue-se uma penca de exemplos mais ou menos aleatórios, até que se lê isto: "Sabeis que a união do branco com a preta é prolífera, conheceis também que a inversa é quase infecunda, pela desproporção característica do membro viril da raça africana em relação ao órgão sexual feminino da raça caucásica".[88]

Outras matérias desse tipo surgem nos *Annaes* com alguma regularidade, por isso não chega a espantar que a ciência do cruzamento de raças do dr. Nicolau Moreira tenha virado referência entre seus pares. Por exemplo, num longo texto publicado em três números do periódico em 1875, intitulado "Do estudo da antropologia", por Ch. Richet, busca-se aplicar a teoria de Darwin ao "homem".[89] Conforme esclarecimento do redator, o artigo havia aparecido originalmente no famoso *Journal des Débats*. O dr. Remédios Monteiro, "por achá-lo interessante", oferecera a tradução ao redator, que agradeceu e a publicou. Não compensa resumir a catilinária racista.

Dou-lhes só um trecho, que sucede a uma explicação sobre a existência de um grupo chamado "antropomorfo", ou semelhante ao homem, no qual estavam incluídos os orangotangos, os chimpanzés e os gorilas:

> [...] O estudo e atento exame da organização destes tipos habilitam a afirmar que entre eles e o negro existe a mais estreita analogia.
>
> Na raça negra, com efeito, a face é mais volumosa do que o crânio, e as circunvoluções cerebrais são menos numerosas, menos profundas e menos desenvolvidas do que na raça branca. Outrossim projetam muito salientemente os ossos maxilares do tipo negro, alcançando os braços quase até aos joelhos, ao mesmo tempo que o pé é mais longo, e torna-se notável pela grande mobilidade dos artelhos. Além disso, observa-se a ausência de músculos na parte posterior da perna; principais traços estes com que se destacam as duas raças, mas que não param aqui. Nestes termos é até permitido dizer-se que o negro, em razão de diversos caracteres comprovados por minuciosos e pacientes estudos de anatomia comparada, aproxima-se mais dos quadrúmanos do que da variedade branca da espécie a que aliás pertence.[90]

Em volume de 1881, no qual se dá notícia do aniversário da Academia, com direito a discurso do barão do Lavradio, a conversa era sobre "a mongolização do país". Pairava a ameaça da imigração chinesa, "uma raça tão assinalada pelos vícios e indolência que tanto a dominam". A ideia do dr. Nicolau Moreira, "um dos nossos *acadêmicos mais lidos* [grifo no original]", de que "a mistura dos povos enfraquece a natureza humana", a não ser que aconteça entre povos da mesma raça, parece ter dado o tom dos debates, que duraram "várias sessões".[91] No final, formou-se uma comissão para redigir as conclusões dos trabalhos. Ela deveria responder à seguinte questão: "Quais as vantagens dos cruzamentos, e se eles podem ser feitos sem ter em atenção a seleção das raças?". A comissão foi constituída pelos acadêmicos Nicolau Moreira, Souza Lima e Pereira Rego Filho (filho do barão do Lavradio). Em nove proposições, ela reafirma a teoria geral defendida pelo dr. Moreira sobre cruzamento de raças, recomendando a cousa apenas se "conforme os verdadeiros princípios de *seleção* [grifo no original]", pois assim se obteria "uma grande soma de belas e apreciáveis qualidades físicas, morais e intelectuais".[92] Como os traços das "raças e povos selvagens" predominavam nos híbridos, a "ciência médica" levantava a voz para defender "o futuro de nossa pátria", como já se dissera num debate anterior sobre o tema.[93]

Resta ver, nesse ambiente em que um racismo virulento vinha à tona com regularidade, como se pensava a questão da febre amarela e, afinal, o que é possível saber a respeito do modo como Pereira Rego se situava no novo contexto. Em volume dos *Annaes* publicado em 1879, há um artigo, datado de 1877, do dr. José Maria Teixeira, que havia trabalhado no Hospital Marítimo de Santa Isabel na epidemia de febre amarela — "a terrível filha do Mississípi", segundo ele.[94] O hospital cuidava de pacientes oriundos do porto, em especial tripulantes de navios lá atracados, por isso o dr. Teixeira tratara de um grande número de estrangeiros. Ele oferece três motivos pelos quais tantos estrangeiros ficaram doentes. Primeiro, esses marinheiros "não gozavam de uma tal ou qual imunidade" conferida àqueles que já tivessem enfrentado uma epidemia do vômito-preto e sobrevivido a ela. Segundo, eles tinham em sua maioria um "temperamento sanguíneo", o que significava uma constituição "pletórica", mais susceptível à febre amarela. Por fim, o autor criticava duramente a falta de higiene dos navios, em especial os de algumas nacionalidades, os quais apresentavam "aspecto nauseabundo e repulsivo", revelando desleixo que poderia tornar qualquer dessas embarcações "foco e condensador de germens morbíficos".[95]

Como se vê, o dr. Teixeira acreditava na existência de imunidade adquirida à praga amarela, combinando isso com a noção de alguma predisposição inata das pessoas de "temperamento sanguíneo" para a doença. Esta última ideia, da susceptibilidade inata, dizia respeito a brancos europeus, que ficavam divididos em três grupos, sendo que "A febre amarela é tanto mais grave para os europeus, quanto mais setentrional é a colocação dos países donde são eles filhos". Ao interpretar estatísticas de mortalidade do hospital, o autor conclui que aqueles "colocados na zona mais próxima ao equador" (Portugal, Espanha, Grécia, Itália) tinham mais chance de sobreviver.[96] O raciocínio racializado sobre a febre amarela — ou seja, a ideia de que a maior ou menor vulnerabilidade à doença estava relacionada a características naturais, inerentes às supostas raças humanas — se confirma em seguida:

> Ainda neste ano verificou-se no hospital da Jurujuba o fato de tal ou qual imunidade de que goza a raça etíope para esta afecção. Com efeito, tivemos em tratamento uns vinte doentes oriundos desta raça e nascidos na Europa, África e América, e só em um, que se restabeleceu, a moléstia passou ao período grave. Deve ficar assentado que esta imunidade refere-se a toda a raça etíope, nasça o indivíduo onde nascer, e não só aos que nascem na África que, sendo caucasianos, estão sujeitos como quaisquer outros à moléstia.[97]

A passagem parece levar o dr. Teixeira para longe de sua asserção inicial sobre a possibilidade de uma imunidade adquirida à febre amarela. Na sequência, sem questionar a importância das misteriosas emanações miasmáticas, ele observa que em sua prática não constatara nenhuma relação entre excessos alcoólicos, alimentares, laborais, ou mesmo condições miseráveis de vida, e o surgimento da doença. Há, no raciocínio do doutor, uma tendência discernível a diminuir a relevância de fatores externos e pressupor a determinação da raça na susceptibilidade à "filha do Mississípi".

Afastado desde 1881 dos cargos que exercera em órgãos de saúde pública da administração imperial, devotado então à pediatria, Pereira Rego revisita, nos *Annaes* de 1884, o tema da mortalidade infantil no Rio de Janeiro, assunto a que já dedicara estudos.[98] Após a apresentação e análise de estatísticas, o barão do Lavradio fecha o texto com uma série de "apreciações higiênico-sociais", com ênfase na "preponderância das raças e o grau de sua robustez", em razão da centralidade do tema para "os futuros destinos do país", quanto ao "maior ou menor desenvolvimento físico, moral e intelectual das gerações que nos sucederem".[99] Não obstante introduzir as suas ponderações com precaução, dizendo que "a magnitude do problema anunciado reclama para sua iniciação a existência de provas mais reais", o que era uma queixa a respeito da falta de registros completos de nascimentos e óbitos para viabilizar esse tipo de investigação, o fato é que Pereira Rego embarca na lógica racializada à sua volta, algo que não fizera até então. Ele tece comentários sobre mudanças quanto à "imigração", antes restrita a portugueses do continente e a africanos, agora contando com açorianos, italianos e espanhóis, que vinham "substituir vantajosamente o trabalho escravo". Os novos padrões demográficos de chegada de trabalhadores influenciam a formação da nova geração, na qual "a raça preta não nos fornece mais elementos para a sua preponderância de outrora",[100] apesar de não ter sido viável até ali termos "um novo tipo nacional". Contudo, era possível vislumbrar no que consistiria semelhante tipo. Os resultados estatísticos mostrariam, ainda que nunca analisados nessa parte do texto, "a preponderância da raça branca sobre a mista e preta, e levam a conjecturar como muito provável, que as duas últimas serão absorvidas pela primeira em um prazo mais ou menos curto, sobretudo se a emigração europeia continuar a encaminhar-se em larga escala para o Brasil". Tal processo dependeria da melhoria nas condições sanitárias, comentário geral em que a importância da febre amarela se subentende, além do desenvolvimento de estradas de ferro, progresso da agricultura e da indústria, liberdade de cultos etc., todos fatores normalmente citados na época como requisitos para a atração de imigrantes europeus.[101] Esse texto do barão do Lavradio parece articular as linhas gerais daquilo que seria posteriormente conhecido como teoria do embranquecimento, prevendo-se o desaparecimento paulatino dos negros na população brasileira por meio do cruzamento com os brancos numa situação demográfica modificada, proporcionada pela imigração europeia massiva. Ao concluir, o autor pede desculpas pelo "pouco valor" de seus comentários, diz que espera contar com a "benevolência" dos pares diante de sua incursão num "problema tão difícil". Justifica-se alegando querer "prestar algum serviço" a uma "ciência" que estaria "em princípio de sua evolução".[102] De fato, o racismo científico mal dava os primeiros passos no país.[103]

VII. DOS MIASMAS AOS MOSQUITOS

Em meados da década de 1870, Pereira Rego estava no auge de sua influência e poder no governo imperial. Seus serviços acabavam de lhe render um baronato, exercia a presidência da Junta Central de Higiene e da Academia Imperial de Medicina. Para seu dissabor, a febre amarela, que havia se tornado endêmica no Rio de Janeiro e não deixara completamente a cidade desde a epidemia do verão de 1850, voltara a viger com força, ocasionando milhares de mortes em 1873 e 1876.[104] Após um quarto de século de febre amarela com mais ou menos intensidade quase a cada verão, o insucesso no combate à doença provocava toda sorte de crítica e ironia na imprensa. Nada se avançara no conhecimento das causas da moléstia e das medidas eficazes para combatê-la. A atuação do Ministério do Império e da Junta de Higiene a ele subordinado parecia ineficaz, enrolada em seus procedimentos burocráticos e em sua relação difícil com a Câmara Municipal da cidade. A febre amarela aparecia como um dos principais obstáculos à vinda de imigrantes europeus para o país. Conforme D. Beltrano, o narrador da *Revista Illustrada*, em texto publicado durante a terrível epidemia de 1876, o governo imperial fizera valer a extinção do tráfico por ocasião da primeira visita da praga amarela e decretara "a libertação do ventre escravo" em 1871, tudo isso tornando "urgentíssima e indeclinável para o país" a promoção da imigração.[105] Mas no meio do caminho reinava uma febre.

A imprensa ilustrada do período é uma fonte inesgotável de representações a respeito da febre amarela e da conexão desta com a imigração. Era usual aludir ao eufemismo "febre reinante" ao desenhar o controle que a enfermidade tinha sobre a vida da cidade. Na ilustração da p. 309,[106] de março de 1876, auge da epidemia naquele ano, Febre Amarela conversa com o ministro do Império, José Bento da Cunha Figueiredo, frequentemente chamado Zé Bento nesses periódicos, para agradecer a "colheita" que vinha fazendo, de oitenta a cem mortos por dia. A conversa se dá em meio a caixões e cadáveres, em local que pode ser a entrada do Cemitério do Caju. O ministro está curvado, respeitoso, chapéu na mão, humílimo a ponto de dividir o "mérito" pela tragédia com a Câmara Municipal e a Junta de Higiene. Já Febre Amarela é, como de costume, a figura de uma caveira, coberta por um pano longo,

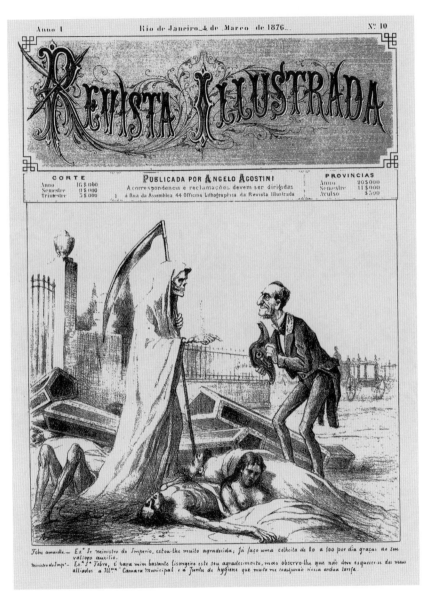

Revista Illustrada, 4 de março de 1876, p. 1

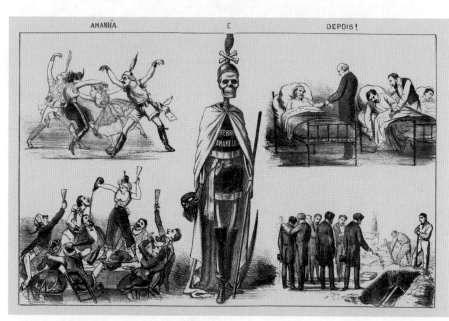

O *Mosquito*, 22 de fevereiro de 1873, p. 4
Ao lado, *Revista Illustrada*, 18 de março de 1876, p. 7

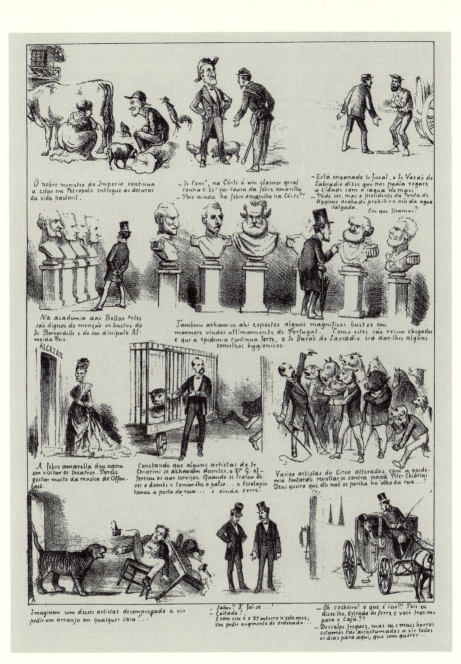

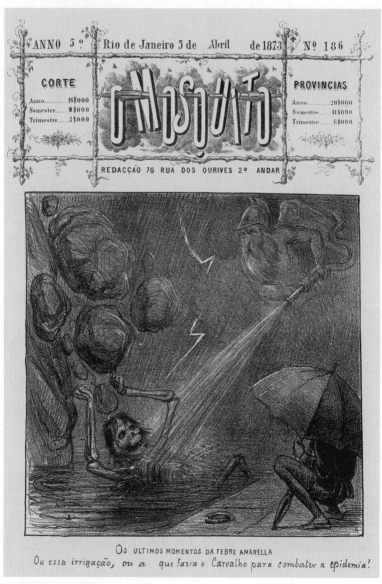

O Mosquito, 5 de abril de 1873, p. 1

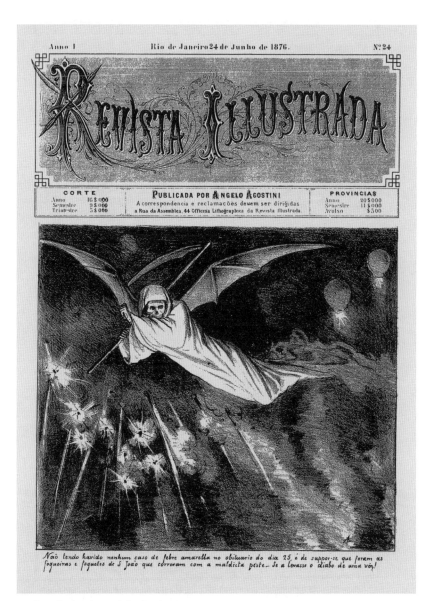

Revista Illustrada, 24 de junho de 1876, p. 1

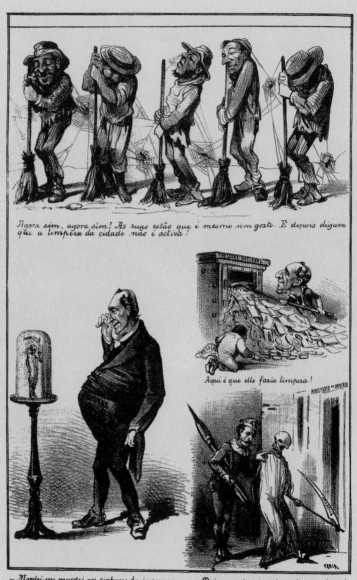

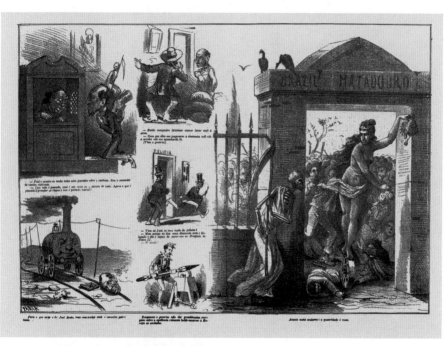

O Mosquito, 12 de abril de 1876, p. 4
Ao lado, O Mosquito, 29 de março de 1876, p. 4

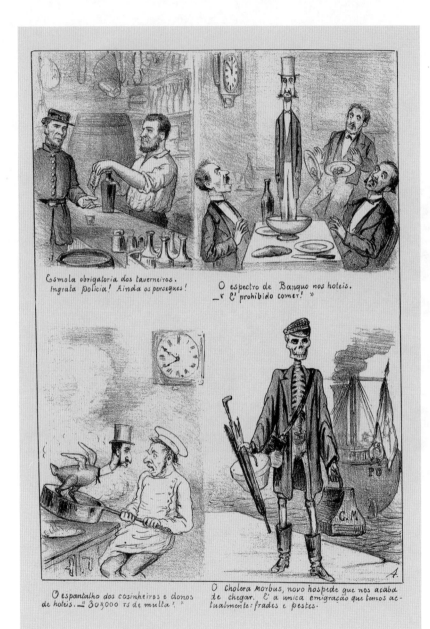

O Mosquito, 18 de outubro de 1873, p. 4

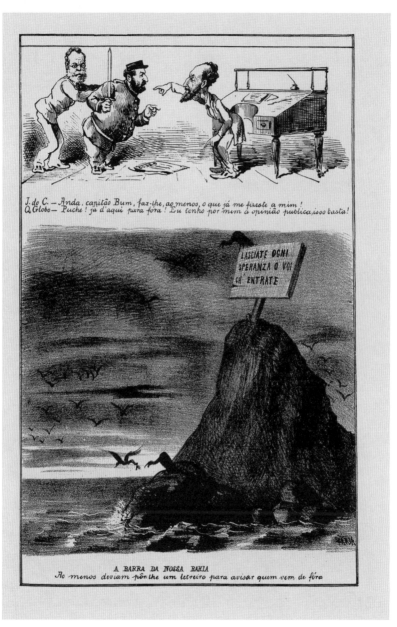

O Mosquito, 29 de março de 1876, p. 5

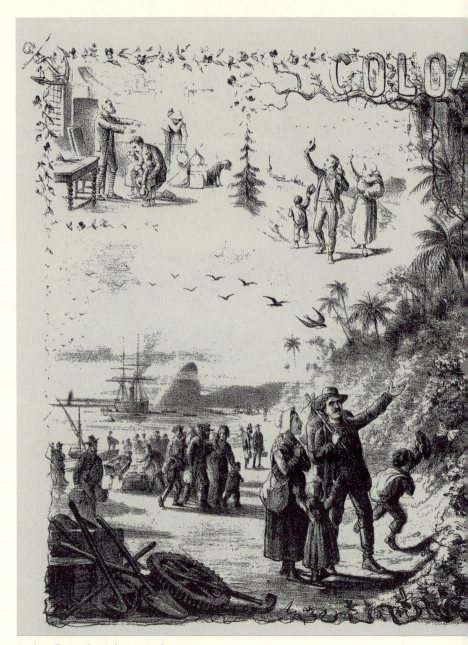

Revista Illustrada, 18 de março de 1876, p. 4-5

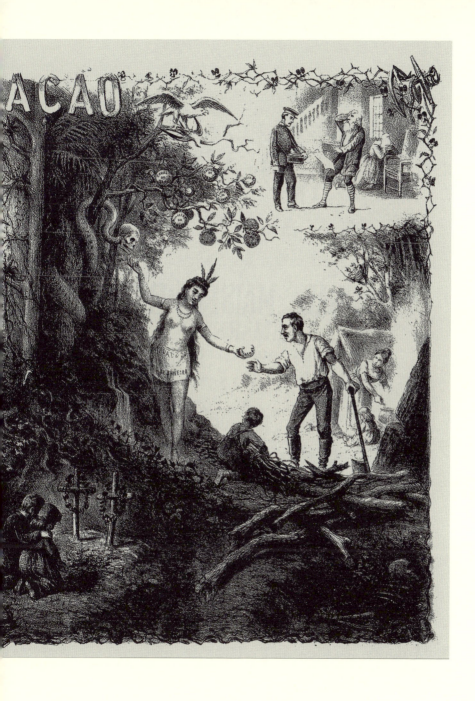

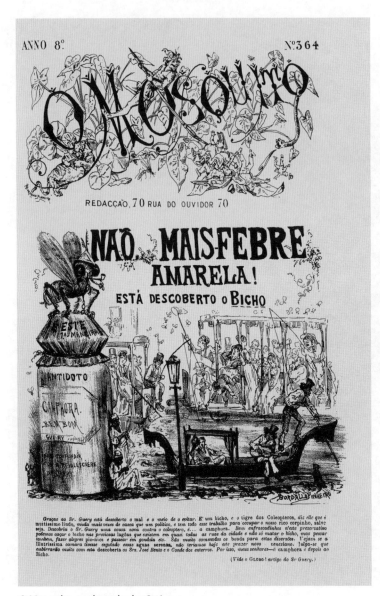

O Mosquito, 10 de maio de 1876, p. 1

esparramado e caudaloso, a segurar uma foice enorme. Ela aparece assim salvo nos dias em que reina sobre os foliões, como na imagem da p. 310.[107] Nesse caso, o pano não cobre a cabeça, que traz um chapéu composto de ossos cruzados encimados por uma coruja. Febre Amarela segura a foice de sempre, mas invertida e não com a lâmina ameaçadoramente suspensa, ao mesmo tempo que traz uma máscara na mão e outros adereços que tornam mais foliona a sua presença. Ao seu redor, porém, conta-se a estória que o barão do Lavradio e seus pares nunca cansavam de repetir. A intemperança e os excessos característicos da pândega carnavalesca resultariam, uma vez acabado o Carnaval, em doença e morte. O artista dá a ver a pouca credibilidade dos conselhos higiênicos que o barão costumava divulgar em época de epidemia.

A inocuidade tanto dos conselhos dados à população como das medidas tomadas pelas autoridades é tema inesgotável para o humor trágico associado à febre amarela. A primeira tirinha da imagem da p. 311[108] traz o ministro Zé Bento em Petrópolis, curtindo a vida rural enquanto "na Corte é um clamor geral contra V. Exa. por causa da febre amarela". Ele fica surpreso com a notícia de que a febre continuava a reinar. A atitude alheia do ministro, registrada como metáfora da indiferença de boa parte da classe política ao sofrimento da população, contrasta com o aparente excesso de zelo do barão do Lavradio, que causa confusão e nada logra. Na última cena da mesma tirinha, um trabalhador imigrante conversa com um fiscal da Câmara ao saber que não podia mais "regare a cidade com a iaqua do mari". Mas o barão do Lavradio havia autorizado tal cousa, argumenta. O fiscal rebate que o presidente da Junta de Higiene a havia proibido. Era comum a brincadeira com as múltiplas faces públicas de Pereira Rego, que era o barão do Lavradio, o presidente da Junta de Higiene, o presidente da Academia Imperial de Medicina, o inspetor de saúde do porto, o inspetor-geral do Instituto Vacínico... Nenhum desses concordava com qualquer dos outros, para divertimento do leitorado.[109] Na tirinha seguinte, hilária, o barão do Lavradio dá "conselhos higiênicos" a uma fileira "de magníficos bustos em mármore vindos ultimamente de Portugal". Eram portugueses recém-chegados ao Rio, logo muito susceptíveis à febre amarela, e deveriam se precaver. O barão, enfim, pregava às estátuas.

O imigrante encarregado de regar as ruas seguia decerto ordens de seu empregador ou da própria Câmara, pois essa medida fazia parte do elenco das que se repetiam quando grassava a febre. Numa primeira página de O Mosquito de abril de 1873 (ver desenho da p. 312), a febre amarela vive os seus últimos momentos, uma vez que está inundada pelas chuvas enviadas do céu, provavelmente por são Pedro.[110] Acreditava-se que chuvas acompanhadas de trovoadas, que aliás constam no desenho, purificavam a atmosfera dos miasmas, ajudando a deter a febre amarela. Quando não chovia, recomendava-se a rega das ruas, presumivelmente porque isso impediria a suspensão no ar dos germens morbíficos. O Carvalho da legenda é Maximiano Marques de Carvalho, homeopata já nosso conhecido. Segundo os galhofeiros do periódico, ele andara pregando a "irrigação homeopática" das ruas,[111] certamente menos radical do que as águas de março fechando o verão e dando cabo da praga amarela. Em 24 de junho de 1876, quando a febre amarela enfim arrefecia na cidade, a *Revista Illustrada* sugere que a praga batera asas e voara devido "às fogueiras e foguetes de S. João" (p. 313).[112] Durante a epidemia de 1850, o Ministério do Império, no intuito de depurar os ares, mandara fazer "grandes fogueiras de lenha e alcatrão".[113] Para completar essa galeria sobre a alegada inutilidade das medidas do governo, e sobre a distância entre o discurso e a prática, uma imagem que satiriza a insistência do barão do Lavradio a respeito da necessidade de manter a cidade limpa: expressiva fileira de trabalhadores encarregados da varredura das ruas dorme agarrada a suas vassouras e em meio a teias de aranha (p. 314).[114]

O drama da morte de estrangeiros pela febre amarela era duplo, pois envolvia tanto o sofrimento desses trabalhadores como a ameaça que isso representava para a desejada imigração de brancos europeus no contexto do processo de emancipação escrava. Durante a epidemia de 1876, *O Mosquito* publica uma imagem na qual a deusa Europa chega à entrada do Brasil à frente de uma legião de trabalhadores (p. 315).[115] Todavia, tal entrada se parece com um cemitério, há urubus à espera de carniça e ela se chama Brazil Matadouro, "mandado construir pelo M. [ministro ou Ministério] do Império". Febre Amarela está à espreita, foice na mão pronta para ceifar vidas. Em pequena imagem ao lado, em figuração do artista do periódico, este afia o seu instrumento determinado a "mostrar à Europa as verdades" enquanto o governo imperial não tomasse "providências enérgicas sobre a epedimia [sic] reinante". Noutra imagem, de outubro de 1873, começavam a ocorrer casos de cólera-morbo na cidade (p. 316). No comentário da legenda, diz-se que essa é "a única emigração que nos chega".[116] O recém-desembarcado é uma caveira maltrapilha, pronta para aterrorizar a população. Na imagem da p. 317, sugere-se que o Pão de Açúcar, desenhado com muitos urubus ao redor, passe a ter um letreiro de aviso aos imigrantes, escrito em italiano, para adverti-los de que ao entrar deveriam deixar para trás toda esperança.[117]

Uma figuração completa da saga imigrantista surge na *Revista Illustrada* em março de 1876, em gravura de página dupla denominada *Colonisação*. No lado esquerdo da imagem (p. 318-19), vê-se uma família de imigrantes, casal jovem e duas crianças pequenas, nalgum lugar da Europa, despedindo-se dos mais idosos e partindo para uma nova vida na América.

Ao chegar, Pão de Açúcar ao fundo, o homem, de trouxa nas costas, aponta para a vegetação abundante, promessa de fartura na nova terra.[118] Na parte direita (p. 319), ao centro, o Rio de Janeiro, representado por uma índia, colhe um fruto de uma árvore, mas na verdade há uma cobra enorme lá enrolada, com cara de caveira, que é ninguém menos que a Febre Amarela. No fruto que a índia passa ao imigrante, o qual segura um machado, parece estar escrito "miasma", mas a leitura é difícil mesmo para um historiador bastante míope, apto à leitura de letras miúdas. De qualquer maneira, trata-se sem dúvida do fruto envenenado da febre amarela. Na parte alta do desenho, o senhor idoso que se despedira da família na parte esquerda da imagem aparenta receber uma notícia que o faz levar as mãos à cabeça em desespero. Na parte inferior, ao centro, junto às raízes de uma árvore enorme que divide a gravura ao meio de alto a baixo, há duas crianças ajoelhadas em frente a duas cruzes, provavelmente as sepulturas de seus pais.[119] O fato de a cena com as sepulturas estar localizada junto às raízes de uma árvore que pode representar a nação, a qual talvez se regenerasse com nova seiva, essa de imigrantes brancos europeus, dá à história toda um sentido de futuro malogrado, tanto para os trabalhadores estrangeiros como para a nação supostamente deles dependente para progredir. Num contexto de crise da escravidão e diante do que já expus sobre o clima existente entre os médicos da Academia Imperial de Medicina, parcela importante da intelectualidade do país, fica evidente o substrato racializado desse pesadelo ilustrado, por mais que aborde também a tragédia pessoal que a febre amarela significou para tantos estrangeiros que tentaram a sorte no país na época.

Em 10 de maio de 1876, a primeira página de O *Mosquito* traz uma gravura sob o título "Não mais febre amarela! Está descoberto o bicho" (p. 320). Um mosquito pousado no alto de um pedestal em forma de frasco de remédio observa uma cena em que estão uma gôndola e dois bondes, e vários de seus passageiros pescam com anzóis. Uma dama caça mosquitos esvoaçantes com uma rede. À primeira vista, tudo na imagem é absurdo. O Rio de Janeiro não é Veneza, nele não havia gôndolas e muito menos bondes navegáveis. Ademais, a comprovação da transmissão da febre amarela por mosquitos só aconteceria um quarto de século mais tarde. Talvez se tenha criado um jogo narrativo que virou presciência inadvertidamente. Quer dizer, o periódico teria brincado com o seu inseto de inspiração colocando-o no pedestal, a observar uma cena da cidade então imersa numa grave epidemia de febre amarela. Fica a impressão de que se descobrira que o mosquito causava a febre amarela.

A verdade é essa, sem ser bem essa. A legenda da imagem remete a "artigo do Sr. Guéry" publicado em O *Globo*.[120] No tal artigo, longo e em francês, Gabriel Guéry alega ter estabelecido que a febre amarela resultava da inoculação do vírus dela em humanos por um inseto microscópico, não visível a olho nu. Esse inseto, que ele chama *coléoptère*, seria parecido com o mosquito, porém infinitamente menor, e teria especial predileção por sangue humano de europeus. O bichinho era ovíparo, lindinho (*"un jolie petit insecte"*) e punha os seus ovos em regiões pantanosas, lagoas e áreas alagadas. Ao que parece, contraía os germens morbíficos nesses lugares mesmo, transmitindo-os depois aos humanos, nos quais se introduzia sugando-lhes o sangue. Cheio de prosa, o sr. Guéry, que aparentemente não tinha formação médica e vivia de dar aulas na Corte, requeria do governo imperial a recompensa de 1 milhão de francos por sua descoberta redentora da humanidade sofrida. Não consta que o levaram a sério, apesar de ter havido certa curiosidade quando da publicação do artigo.[121]

A hipótese de transmissão da febre amarela e da malária por mosquitos surgira em meados do século XIX. Quanto à febre amarela, um médico francês radicado no interior da Venezuela, Louis Daniel Beauperthuy, pesquisou o tema e publicou o resultado de suas observações em 1854. Dizia que a doença era causada por um vírus "vegetoanimal" que se encontrava em matéria pútrida, sendo inoculado no corpo humano por mosquitos. Ele divulgou os seus achados na França, porém estes não tiveram repercussão científica por décadas, até serem reconhecidos por seu pioneirismo depois da confirmação da transmissão por mosquitos.[122] Oswaldo Cruz considerava

Beauperthuy "o verdadeiro propugnador das ideias modernas, quem as defendeu e as baseou em riquíssimo cabedal de observações admiráveis"; "expôs com tal clareza e nitidez os fatos que se relacionam com a transmissão da febre amarela, que ao leitor parece ter escrito aquele notável médico após as memoráveis experiências da comissão americana em Cuba".[123] Em 1881, o médico cubano Carlos J. Finlay, que pesquisava febre amarela desde o fim da década de 1850, propôs que o mosquito rajado transmitia a doença de uma pessoa a outra, continuando a publicar sobre o tema nos anos seguintes. Há várias referências ao seu trabalho em periódicos brasileiros dos anos 1880, fossem eles médicos ou não. Todavia, a hipótese de Finlay sobre a transmissão pelo *Aedes aegypti* só foi confirmada e ganhou credibilidade em 1900, quando a Comissão Reed, do exército norte-americano que ocupava Cuba naquele momento, realizou uma série de experimentos.[124]

Pereira Rego faleceu, em 22 de novembro de 1892, sem conhecer a solução do problema da febre amarela, que tornaria realidade a fantasia de Bordallo Pinheiro, o artista de *O Mosquito*. A doença seria controlada no Rio de Janeiro na década seguinte. Nem poderia ele adivinhar a longa carreira do racismo científico no século xx, na medicina e noutras disciplinas, no Brasil e alhures. Apesar de seu autor ser personagem em grande medida esquecido, *História e descrição* é um riquíssimo testemunho dos desafios da medicina de seu tempo. Higienistas como Pereira Rego, representantes de uma ciência médica carente dos recursos abertos pela microbiologia, pouco puderam fazer contra a febre amarela e flagelos que tais, porém, ao perderem quase sempre para essas doenças, insistiram na necessidade de as cidades terem redes de esgoto, fornecimento de água potável à população, coleta de lixo, casas arejadas e limpas, num programa amplo, potencialmente transformador, até hoje emperrado pelas desigualdades econômicas e sociais do país. Quiçá até a teoria miasmática tivesse lá a sua razão de ser, pois pregava a pureza dos ares, águas e lugares — dos ambientes, enfim.

BIBLIOGRAFIA

LIVROS, ARTIGOS, CAPÍTULOS DE LIVROS E TESES

Assis, Machado de. *Memorias posthumas de Braz Cubas*. Rio de Janeiro: Typographia Nacional, 1881. USP, Brasiliana Digital.

_____. *Dom Casmurro*. Rio de Janeiro: H. Garnier Livreiro-Editor, 1899. USP, Brasiliana Digital.

Azevedo, Aluizio. *O cortiço*. Rio de Janeiro: B.-L. Garnier Livreiro-Editor, 1890. USP, Brasiliana Digital.

Balaban, Marcelo. *Poeta do lápis: sátira e política na trajetória de Angelo Agostini no Brasil imperial*. Campinas: Editora da Unicamp, 2009.

Barcia, Manuel. *The Yellow Demon of Fever: Fighting Disease in the Nineteenth-Century Transatlantic Slave Trade*. New Haven: Yale University Press, 2020.

Braunstein, Jean-François. *Broussais et le matérialisme: médecine et philosophie au xixᵉ siècle*. Paris: Librairie des Méridiens, 1986.

Brito, Luciana da Cruz. *Temores da África: segurança, legislação e população africana na Bahia oitocentista*. Salvador: EDUFBA, 2016.

Chalhoub, Sidney. *Cidade febril: cortiços e epidemias na Corte imperial*. São Paulo: Companhia das Letras, 1996.

_____. *A força da escravidão: ilegalidade e costume no Brasil oitocentista*. São Paulo: Companhia das Letras, 2012.

Chernoviz, Pedro Luiz Napoleão. *Diccionario de medicina popular*. 6.ª ed. Paris: A. Roger & F. Chernoviz, 1890, 2 v.

Cruz, Oswaldo. "Prophylaxia da febre amarella. Memoria apresentada ao 4.º Congresso Medico Latino-Americano". Rio de Janeiro: Typ. do Jornal do Commercio, 1909.

Decreto n.º 828, 29 set. 1851, "Manda executar o regulamento da Junta de Hygiene Publica". Disponível em: https://www2.camara.leg.br/legin/fed/decret/1824-1899/decreto-828-29-setembro-1851-549825-publicacaooriginal-81781-pe.html.

Dicionário histórico-biográfico das ciências da saúde no Brasil, 1832-1930. Disponível em: http://www.dichistoriasaude.coc.fiocruz.br/iah/pt/pdf/regojope.pdf.

Diretoria Geral de Saúde Pública. *A propagação da febre amarella pelos mosquitos.* Rio de Janeiro: Imprensa Nacional, 1903.

Espinosa, Mariola. *Epidemic Invasions: Yellow Fever and the Limits of Cuban Independence, 1878-1930.* Chicago: The University of Chicago Press, 2009.

_____. "The Question of Racial Immunity to Yellow Fever in History and Historiography". *Social Science History,* 38, 2014, p. 437-53.

Farias, Juliana Barreto. *Mercados minas: africanos ocidentais na praça do Mercado do Rio de Janeiro (1830-1890).* Rio de Janeiro: Prefeitura do Rio de Janeiro/Arquivo Geral da Cidade, 2015.

Ferreira, Luiz Otávio. "João Vicente Torres Homem: descrição da carreira médica no século xix". *Physis — Revista de Saúde Coletiva,* v. 4, n.º 1, 1994, p. 57-77.

Figueiredo, Bernardo José de. *Considerações sobre a febre amarela.* Tese — Rio de Janeiro: Faculdade de Medicina do Rio de Janeiro, 1847.

Franco, Odair. *História da febre-amarela no Brasil.* Rio de Janeiro: Ministério da Saúde, 1969.

Fuentes, Augustín. *Race, Monogamy, and Other Lies They Told You.* Berkeley: University of California Press, 2012.

Grinberg, Keila. "The Two Enslavements of Rufina: Slavery and International Relations on the Southern Border of Nineteenth-Century Brazil". *Hispanic American Historical Review,* 96:2, 2016, p. 259-90.

Hogarth, Rana. *Medicalizing Blackness: Making Racial Difference in the Atlantic World, 1780-1840*. Chapel Hill: The University of North Carolina Press, 2017.

Karasch, Mary C. *Slave Life in Rio de Janeiro: 1808-1850*. Princeton: Princeton University Press, 1987.

Kiple, Kenneth F. "Review of Sheldon Watts, *Epidemics and History: Disease, Power and Imperialism*". *Journal of Interdisciplinary History*, 30, n.º 1, 1999, p. 104-5.

Kodama, Kaori. "Os debates pelo fim do tráfico no periódico O *Philantropo* (1849-1852) e a formação do povo: doença, raça e escravidão". *Revista Brasileira de História*, São Paulo, v. 28, n.º 56, 2008, p. 407-30.

Kuriyama, Shigehisa. "Interpreting the History of Bloodletting". *Journal of the History of Medicine and Allied Sciences*, v. 50, n.º 1, 1995, p. 11-46.

Lallemant, Roberto. *Observações ácerca da epidemia de febre amarella do anno de 1850 no Rio de Janeiro*. Rio de Janeiro: Typographia Imperial e Constitucional de J. Villeneuve e Comp., 1851.

Lee, Ana Paulina. *Mandarin Brazil: Race, Representation, and Memory*. Stanford: Stanford University Press, 2018.

Lima, Silvio Cezar de Souza. "Cruz Jobim e as doenças da classe pobre: o corpo escravo e a produção do conhecimento médico na primeira metade do século xix". *Almanack*, n.º 22, ago. 2019, p. 250-78.

Maio, Marcos Chor. "Raça, doença e saúde pública no Brasil: um debate sobre o pensamento higienista do século xix". In: Monteiro, Simone; Sansone, Livio. *Etnicidade na América Latina: um debate sobre raça, saúde e direitos reprodutivos*. Rio de Janeiro: Fiocruz, 2004, p. 15-44.

Manni, Franz. "Interview with Luigi Luca Cavalli-Sforza: Past Research and Directions for Future Investigations in Human Population Genetics". *Human Biology*, v. 82, 2010, p. 245-66.

Mattoso, Kátia. *Bahia: a cidade de Salvador e seu mercado no século XIX*. São Paulo: Hucitec; Salvador: Secretaria Municipal de Educação e Cultura, 1978.

McNeill, J. R. *Mosquito Empires: Ecology and War in the Greater Caribbean, 1620-1914*. Cambridge: Cambridge University Press, 2010.

Pimenta, Tânia Salgado; Gomes, Flávio (org.). *Escravidão, doenças e práticas de cura no Brasil*. Rio de Janeiro: Outras Letras, 2016.

Reis, João José. *Rebelião escrava no Brasil: a história do levante dos malês em 1835*. 3.ª ed. São Paulo: Companhia das Letras, 2012.

Ribeiro, Lourival. *O barão do Lavradio e a higiene no Rio de Janeiro imperial*. Belo Horizonte: Editora Itatiaia, 1992.

Rodrigues, Cláudia. "A cidade e a morte: a febre amarela e seu impacto sobre os costumes fúnebres no Rio de Janeiro (1849-50)". *História, Ciências, Saúde — Manguinhos*, v. 6, n.º 1, 1999, p. 53-80.

Sacramento Blake, Augusto Victorino Alves. *Diccionario bibliographico brazileiro*. Rio de Janeiro: Imprensa Nacional, 1883-1902, 7 v.

Sampaio, Gabriela dos Reis. *Nas trincheiras da cura: as diferentes medicinas no Rio de Janeiro imperial*. Campinas: Editora da Unicamp, 2001.

Santos, Wilza Betania dos. "João Vicente Martins: do pessoal às discussões sobre as nacionalidades". *Almanack*, n.º 20, dez. 2018, p. 266-81.

Schwarcz, Lilia. *O espetáculo das raças: cientistas, instituições e questão racial no Brasil, 1870-1930*. São Paulo: Companhia das Letras, 1993.

Silva, Joaquim Norberto de Souza e. *Investigações sobre os recenseamentos da população geral do Império e de cada província de per si tentados desde os tempos coloniais até hoje*. Rio de Janeiro: Tipografia Perseverança, 1870 (Anexo ao *Relatório apresentado à Assembleia Geral na abertura da segunda sessão da décima quarta legislatura, pelo ministro e secretário de Estado dos Negócios do Império, Paulino José Soares de Souza*).

Silveira, Gláucia Regina. *Utopia e cura: a homeopatia no Brasil imperial*

(1840-1854). Tese (Mestrado em história) — Campinas: Unicamp, 1997.

Slave Voyages: https://slavevoyages.org/voyage/database#tables.

Soares, Carlos Eugênio Líbano. *A capoeira escrava e outras tradições rebeldes no Rio de Janeiro 1808-1850*. Campinas: Editora da Unicamp, 2001.

Soares, Luís Carlos. *O "povo de Cam" na capital do Brasil: a escravidão urbana no Rio de Janeiro do século XIX*. Rio de Janeiro: Faperj; 7Letras, 2007.

Stepan, Nancy. "The Interplay Between Socio-Economic Factors and Medical Science: Yellow Fever Research, Cuba and the United States". *Social Studies of Science*, v. 8, 1978, p. 397-423.

Suárez, María Matilde; Lemoine, Waleska. "From Internalism to Externalism: A Study of Academic Resistance to New Scientific Findings". *History of Science*, XXIV, dez. 1986, p. 383-410.

Watts, Sheldon. "Yellow Fever Immunities in West Africa and the Americas in the Age of Slavery and beyond: A Reappraisal". *Journal of Social History*, v. 34, n.° 4, 2001, p. 955-67.

PERIÓDICOS (SÉCULO XIX), CONSULTADOS NA HEMEROTECA DA BIBLIOTECA NACIONAL: HTTP://BNDIGITAL.BN.GOV.BR/HEMEROTECA-DIGITAL/

Annaes Brasilienses de Medicina

Archivo Medico Brasileiro. Gazeta Mensal de Medicina, Cirurgia, e Sciencias Accessorias

Correio Mercantil

Jornal do Commercio

O Globo

O Mosquito

O Philantropo

Revista Illustrada

NOTAS DO POSFÁCIO (P. 247-329)

1 Aluizio Azevedo, *O cortiço*, cap. I, p. 27.

2 O documento dos praieiros está em *Correio Mercantil*, 29 dez. 1849, p. 2.

3 A bibliografia sobre o tráfico africano ilegal cresceu bastante na última década. Minha contribuição ao tema é *A força da escravidão: ilegalidade e costume no Brasil oitocentista*.

4 Quanto a Salvador, o número é uma estimativa. Kátia Mattoso calcula em 81 544 o número de habitantes da cidade em 1850; ver *Bahia: a cidade de Salvador e seu mercado no século XIX*, p. 138. João José Reis considera razoável a estimativa de 30% de população escravizada na cidade em 1850, um decréscimo percentual significativo em relação aos cerca de 42% quando da revolta de 1835; ver *Rebelião escrava no Brasil: a história do levante dos malês em 1835*, p. 24. Para Nova Orleans, Mary C. Karasch, *Slave Life in Rio de Janeiro: 1808-1850*, p. XXI. As informações sobre Salvador nesta nota são cortesia de João José Reis, a quem agradeço, em mensagem de correio eletrônico enviada em 2 de agosto de 2020.

5 O número é aproximado, porque o censo não adotou "classificação por cores" para a população livre. Todavia, há a orientação de que "poder-se-á saber aproximadamente qual é a soma da gente de cor, se se diminuírem da totalidade todos os indivíduos escravos, libertos, e mais um terço dos livres". Para os dados do censo da cidade realizado em 1849, ver Joaquim Norberto de Souza e Silva, *Investigações sobre os recenseamentos da população geral do Império e de cada província de per si tentados desde os tempos coloniais até hoje*, p. 97-105; para a orientação sobre como calcular a população de cor total, p. 102. Trata-se de Anexo ao *Relatório apresentado à Assembleia Geral na abertura da segunda sessão da décima quarta legislatura, pelo ministro e secretário de Estado dos Negócios do Império, Paulino José Soares de Souza*.

6 *História e descrição*, p. 231.

7 Keila Grinberg, "The Two Enslavements of Rufina: Slavery and International Relations on the Southern Border of Nineteenth-Century Brazil", *Hispanic American Historical Review*, 96:2, 2016, p. 259-90.

8 Sobre o Calabouço, Chalhoub, *A força da escravidão*, passim, em especial no capítulo 9.

9 Sobre escravidão urbana no Rio, a historiografia é bastante extensa; além de Karasch, op. cit., ver, por exemplo, Luís Carlos Soares, *O "povo de Cam" na capital do Brasil: a escravidão urbana no Rio de Janeiro do século xix*; Carlos Eugênio Líbano Soares, *A capoeira escrava e outras tradições rebeldes no Rio de Janeiro 1808-1850*; Juliana Barreto Farias, *Mercados minas: africanos ocidentais na praça do Mercado do Rio de Janeiro (1830-1890)*.

10 Lê-se que José Pereira Rego tornara-se subdelegado da freguesia do Sacramento no *Jornal do Commercio*, 28 fev. 1842, p. 1; continuava no cargo em fevereiro de 1844, quando manda reprimir o entrudo no Carnaval dizendo que cumpriria posturas que determinavam multa ou cadeia para as pessoas livres, cem açoites ou cadeia para as escravizadas, *Jornal do Commercio*, 16 fev. 1844, p. 1.

11 Machado de Assis, *Memorias posthumas de Braz Cubas*, cap. xi, p. 45.

12 Para os dados biográficos, nesse parágrafo e no seguinte, Augusto Victorino Alves Sacramento Blake, *Diccionario bibliographico brazileiro*, v. 5, p. 126-30; *Gazeta de Noticias*, 23 nov. 1892, p. 1; Lourival Ribeiro, *O barão do Lavradio e a higiene no Rio de Janeiro imperial*; "José Pereira Rego", *Dicionário histórico-biográfico das ciências da saúde no Brasil, 1832-1930*, disponível em: http://www.dichistoriasaude.coc.fiocruz.br/iah/pt/pdf/regojope.pdf.

13 Decreto n.º 828, 29 set. 1851, "Manda executar o regulamento da Junta de Hygiene Publica", disponível em: https://www2.camara.leg.br/legin/

fed/decret/1824-1899/decreto-828-29-setembro-1851-549825-publica-caooriginal-81781-pe.html.

14 Para uma resenha do debate internacional sobre as causas da febre amarela no período, ver Bernardo José de Figueiredo, *Considerações sobre a febre amarela*, em especial p. 1-7. A descoberta da transmissão da febre amarela pelo mosquito *Aedes aegypti* é abordada no final deste posfácio.

15 Pedro Luiz Napoleão Chernoviz, *Diccionario de medicina popular*, v. 1, verbete "contágio", p. 676-78; *História e descrição*, p. 93.

16 Chernoviz, op. cit., v. 2, verbete "infecção", p. 227; sobre as febres intermitentes como consequência da "nocividade dos eflúvios pantanosos", ver a tradução de trechos da obra de Sigaud, *Du climat et des maladies du Brésil*, em *Archivo Medico Brasileiro. Gazeta Mensal de Medicina, Cirurgia, e Sciencias Accessorias*, t. I, mar. 1845, n.º 8, p. 177 e seguintes.

17 Quanto a essa observação sobre febre amarela, ver o verbete de Chernoviz já citado sobre contágio.

18 *História e descrição*, p. 89. Abordei essas controvérsias médicas anteriormente em *Cidade febril: cortiços e epidemias na Corte imperial*, p. 64-68.

19 Chernoviz, op. cit., v. 2, verbete "miasmas", p. 422-26.

20 *História e descrição*, p. 89-90.

21 *História e descrição*, p. 94.

22 *História e descrição*, p. 108.

23 *História e descrição*, p. 76.

24 *História e descrição*, p. 182-84.

25 *História e descrição*, p. 185.

26 Lourival Ribeiro, op. cit., p. 66-68.

27 Luiz Otávio Ferreira, "João Vicente Torres Homem: descrição da carreira médica no século xix", *Physis — Revista de Saúde Coletiva*, v. 4, n.º 1,

1994, p. 61. Para um relato sobre a atuação de um seguidor de Broussais no hospital da Santa Casa da Misericórdia do Rio de Janeiro, que informa também sobre a importância dos pacientes escravizados para a produção do conhecimento médico no período, ver Silvio Cezar de Souza Lima, "Cruz Jobim e as doenças da classe pobre: o corpo escravo e a produção do conhecimento médico na primeira metade do século xix", *Almanack*, n.º 22, ago. 2019, p. 250-78.

28 Jean-François Braunstein, *Broussais et le matérialisme: médecine et philosophie au xixᵉ siècle*, em especial "Pathologie et therapeutique", p. 73-83.

29 "Conselhos às famílias, sobre o comportamento que devem observar durante a epidemia", *Correio Mercantil*, 15 fev. 1850, p. 1.

30 Para um estudo sobre a relação entre pletora e sangria na tradição hipocrático-galênica, ver Shigehisa Kuriyama, "Interpreting the History of Bloodletting", *Journal of the History of Medicine and Allied Sciences*, v. 50, n.º 1, 1995, p. 11-46.

31 Luiz Otávio Ferreira, art. cit., p. 62.

32 Sigaud, *Du climat et des maladies du Brésil*, em *Archivo Medico Brasileiro. Gazeta Mensal de Medicina, Cirurgia, e Sciencias Accessorias*, t. I, maio 1845, n.º 10, p. 225.

33 Roberto Lallemant, *Observações ácerca da epidemia de febre amarella do anno de 1850 no Rio de Janeiro*, p. 139-41. Chernoviz define "temperamento linfático" como "aquele em que a pele é fina, branca, e em que as glându-las linfáticas têm tendência a ingurgitarem-se, inflamarem-se, e a serem afetadas de diversas moléstias", op. cit., v. 2, p. 343; o "temperamento sanguíneo" caracteriza-se "por uma pele branda, branca ou levemente rósea, por um rosto de cor vermelha, cabelos ordinariamente castanhos e flexíveis, olhos azuis ou pardos, olhar meigo, uma fisionomia animada e alegre, uma gordura moderada, formas arredondadas, graciosas, mas

bem salientes", "circulação ativa, o sangue rico e abundante, o pulso forte", op. cit., v. 2, p. 1056-57.

34 Lallemant, op. cit., p. 141.

35 *História e descrição*, p. 188.

36 *História e descrição*, p. 189.

37 Tânia Salgado Pimenta, "Sangrar, sarjar e aplicar sanguessugas: sangradores no Rio de Janeiro da primeira metade do Oitocentos", em Tânia Salgado Pimenta e Flávio Gomes (org.), *Escravidão, doenças e práticas de cura no Brasil*, p. 229-47.

38 Chernoviz, op. cit., v. 2, p. 945. Ver também Rodrigo Aragão Dantas, "Barbeiros-sangradores: as transformações no ofício de sangrar no Rio de Janeiro (1844-1889)", Pimenta e Gomes (org.), op. cit., p. 248-72.

39 *História e descrição*, p. 187.

40 *História e descrição*, p. 33.

41 Sobre a luta da medicina oficial contra o dito charlatanismo, noção que compreendia uma gama variada de artes de cura, incluindo a homeopatia e o "curandeirismo", ver Gabriela dos Reis Sampaio, *Nas trincheiras da cura: as diferentes medicinas no Rio de Janeiro imperial*.

42 Gláucia Regina Silveira, *Utopia e cura: a homeopatia no Brasil imperial (1840-1854)*.

43 Sobre a carreira de João Vicente Martins, Wilza Betania dos Santos, "João Vicente Martins: do pessoal às discussões sobre as nacionalidades", *Almanack*, n.º 20, dez. 2018, p. 266-81.

44 *História e descrição*, p. 44.

45 *Jornal do Commercio* (doravante JC), 13 mar. 1850, p. 3.

46 JC, 26 jun. 1850, p. 3. Segundo Chernoviz, indivíduos biliosos têm "sensações e paixões" bastante "intensas e duráveis", op. cit., v. 2, p. 1056.

47 *Correio Mercantil* (CM), 2 mar. 1850, p. 3. A Academia Médica Homeopática do Brasil enviou ofício à Santa Casa requerendo a abertura de enfermaria homeopática, JC, 18 fev. 1850, p. 3; no expediente da Câmara dos Deputados referente a 19 de fevereiro consta o encaminhamento, à comissão de saúde pública, do "requerimento de João Vicente Martins propondo à câmara a adoção da homeopatia com certas condições", JC, 22 fev. 1850, p. 1.

48 JC, 7 mar. 1850, p. 4.

49 CM, 21 fev. 1850, p. 4.

50 Na edição de 15 de março, por exemplo, a parte de anúncios do JC traz seis reclames de consultórios e um de botica homeopáticos. Dois consultórios, ao que parece os maiores, atendiam a pobreza de graça, assim como a botica.

51 JC, 19 abr. 1850, p. 3.

52 Cláudia Rodrigues, "A cidade e a morte: a febre amarela e seu impacto sobre os costumes fúnebres no Rio de Janeiro (1849-50)", *História, Ciências, Saúde — Manguinhos*, v. 6, n.º 1, 1999, p. 53-80.

53 JC, 17 abr. 1850, p. 3.

54 Piada repetida, inspirada em Martins Pena, *Os três médicos*: Sidney Chalhoub, *Cidade febril: cortiços e epidemias na Corte imperial*, p. 71.

55 CM, 1 mar. 1850, p. 2.

56 CM, 11 mar. 1850, p. 2.

57 Machado de Assis, *Dom Casmurro*, cap. V, "O agregado".

58 *Dom Casmurro*, cap. CXLIII, "O último superlativo".

59 CM, 21 fev. 1850, p. 4.

60 *Dom Casmurro*, cap. IV, "Um dever amaríssimo!".

61 *História e descrição*, p. 75-76.

62 Sobre febre amarela e tráfico ilegal, Manuel Barcia, *The Yellow Demon of Fever: Fighting Disease in the Nineteenth-Century Transatlantic Slave Trade.*

63 Disponível em: https://slavevoyages.org/voyage/database#tables.

64 Audouard, "Mémoire sur l'origine et les causes de la fièvre jaune", citado em Chalhoub, *Cidade febril*, p. 75; "extrato de uma memória" de Audouard aparece traduzido em *O Philantropo*, 24 jan. 1851, p. 2. Sobre esse periódico, ver nota e parágrafos seguintes.

65 *O Philantropo. Periodico Humanitario, Scientifico e Litterario* (OP), ano 1, n.º 1, 6 abr. 1849, p. 1. A partir do exemplar de 13 de setembro de 1850, o periódico passa a se chamar *O Philantropo. Órgão da Sociedade contra o Tráfico de Africanos, e Promotora da Colonização, e Civilização dos Indígenas.*

66 Kaori Kodama, "Os debates pelo fim do tráfico no periódico *O Philantropo* (1849-1852) e a formação do povo: doença, raça e escravidão", *Revista Brasileira de História*, São Paulo, v. 28, n.º 56, 2008, p. 407-30.

67 OP, 22 mar. 1850, p. 2.

68 OP, 3 maio 1850, p. 3.

69 OP, 3 maio 1850, p. 3.

70 OP, 15 mar. 1850, p. 3. O periódico discutiu a reexportação de africanos em outros momentos; ver Kaori Kodama, art. cit., p. 424. Sobre a rebelião de 1835 e sua repressão, João José Reis, *Rebelião escrava no Brasil*. Sobre a lei n.º 9 de 13 de maio de 1835, Luciana da Cruz Brito, *Temores da África: segurança, legislação e população africana na Bahia oitocentista.*

71 Miguel Dias Pimenta, "Notícias do que é o Achaque do Bicho", Lisboa, 1708, citado em Odair Franco, *História da febre-amarela no Brasil*, p. 10.

72 As linhas que seguem sobre susceptibilidade diferenciada à febre amarela se baseiam em J. R. McNeill, *Mosquito Empires: Ecology and War in the Greater Caribbean, 1620-1914*, em especial cap. 2.

73 Para a hipótese de que a dengue pudesse prover "imunidade cruzada" à febre amarela, McNeill, op. cit., p. 39.

74 Há um debate entre historiadores sobre a possível imunidade geneticamente adquirida (ou inata) à febre amarela: ver Kenneth F. Kiple, "Review of Sheldon Watts, *Epidemics and History: Disease, Power and Imperialism*", *Journal of Interdisciplinary History*, 30, n.º 1, 1999, p. 104-5; Sheldon Watts, "Yellow Fever Immunities in West Africa and the Americas in the Age of Slavery and beyond: A Reappraisal", *Journal of Social History*, v. 34, n.º 4, 2001, p. 955-67; Mariola Espinosa, "The Question of Racial Immunity to Yellow Fever in History and Historiography", *Social Science History*, 38, 2014, p. 437-53.

75 Franz Manni, "Interview with Luigi Luca Cavalli-Sforza: Past Research and Directions for Future Investigations in Human Population Genetics", *Human Biology*, v. 82, 2010, p. 245-66, especialmente p. 258-60.

76 Para o conteúdo geral desse parágrafo, Augustín Fuentes, *Race, Monogamy, and Other Lies They Told You*, em especial o capítulo intitulado "The Myth of Race", p. 70-113.

77 Para a sinonímia da febre amarela, Bernardo José de Figueiredo, op. cit., p. 1.

78 Sobre John Lining, Rana Hogarth, *Medicalizing Blackness: Making Racial Difference in the Atlantic World, 1780-1840*, p. 9-24.

79 Hogarth, op. cit., p. 25-34.

80 Chalhoub, *Cidade febril*, p. 78-79.

81 *História e descrição*, p. 140.

82 Para todo o conteúdo desse parágrafo, *História e descrição*, p. 142-43.

83 A busca na hemeroteca digital da Biblioteca Nacional do Rio de Janeiro deu o seguinte resultado: total de 142 ocorrências da palavra "raça"; sete vezes na década de 1850; 49 na de 1860, mais da metade delas em 1869; 53

na de 1870; 33 nos anos 1880 (até 1885). Há algumas poucas ocorrências da palavra "raça" em "raça bovina", quando se escrevia sobre a vacina antivariólica: duas vezes na década de 1860, três vezes na de 1870. Essas ocorrências estão incluídas no total de 142.

84 *Annaes Brasilienses de Medicina* (ABM), v. 13, set. 1859, p. 141-50.

85 ABM, v. 13, set. 1859, p. 148.

86 ABM, t. XXII, n.º 10, mar. 1870, p. 353-54.

87 ABM, t. XXII, n.º 10, mar. 1870, p. 358-59.

88 ABM, t. XXII, n.º 10, mar. 1870, p. 363. O texto continua no número seguinte dos *Annaes*, t. XXII, n.º 11.

89 ABM, t. XXVI, maio 1875.

90 "Do estudo da anthropologia, por Ch. Richet", ABM, t. XXVII, jun. 1875, p. 33-34.

91 ABM, t. XXXII, abr.-maio-jun. 1881.

92 ABM, t. XXXII, abr.-maio-jun. 1881, p. 39-41.

93 "O mongolismo ameaça o Brazil", ABM, t. XXXI, set.-dez. 1879, p. 153-55. Para um quadro geral das ideias raciais do período no Brasil, em especial quanto ao pensamento médico, Lilia Schwarcz, *O espetáculo das raças: cientistas, instituições e questão racial no Brasil, 1870-1930*, caps. 2 e 6; sobre imigração chinesa, Ana Paulina Lee, *Mandarin Brazil: Race, Representation, and Memory*.

94 "Estudos sobre a febre amarela em 1877, observada no Hospital Marítimo de Santa Isabel, memória apresentada à Academia Imperial de Medicina, pelo dr. José Maria Teixeira para obter o lugar de membro titular da seção médica", ABM, t. XXXI, jun.-ago. 1879, p. 31-32.

95 "Estudos sobre a febre amarela em 1877...", ABM, t. XXXI, jun.-ago. 1879, p. 36-37.

96 "Estudos sobre a febre amarela em 1877...", *ABM*, t. XXXI, jun.-ago. 1879, p. 46.

97 "Estudos sobre a febre amarela em 1877...", *ABM*, t. XXXI, jun.-ago. 1879, p. 47.

98 Barão do Lavradio, "Contribuição ao estudo das moléstias mais frequentes nas crianças das classes pobres desta cidade acompanhada da exposição de alguns fatos clínicos de interesse e de algumas apreciações sobre a preponderância e robustez das raças", *ABM*, t. XXXV, jan.-mar. 1884, p. 280-307.

99 Barão do Lavradio, art. cit., p. 301.

100 Barão do Lavradio, art. cit., p. 303.

101 Barão do Lavradio, art. cit., p. 304.

102 Barão do Lavradio, art. cit., p. 307.

103 Para uma crítica a este meu argumento, desenvolvido antes em *Cidade febril*, de que o higienismo brasileiro do século XIX sofreu derivação racista, ver Marcos Chor Maio, "Raça, doença e saúde pública no Brasil: um debate sobre o pensamento higienista do século XIX", em Simone Monteiro e Livio Sansone, *Etnicidade na América Latina: um debate sobre raça, saúde e direitos reprodutivos*, p. 15-44.

104 Chalhoub, *Cidade febril*, p. 86.

105 *Revista Illustrada* (RI), 4 mar. 1876, p. 2-3. Para um estudo desse periódico e de seu artista, Angelo Agostini, Marcelo Balaban, *Poeta do lápis: sátira e política na trajetória de Angelo Agostini no Brasil imperial*.

106 RI, 4 mar. 1876, p. 1.

107 *O Mosquito* (OM), 22 fev. 1873, p. 4.

108 RI, 18 mar. 1876, p. 7.

109 Ver, por exemplo, RI, 22 abr. 1876, p. 2.

110 *OM*, 5 abr. 1873, p. 1.

111 *OM*, 1 fev. 1873, p. 7.

112 *RI*, 24 jun. 1876, p. 1.

113 Citado em Chalhoub, *Cidade febril*, p. 69.

114 *OM*, 29 mar. 1876, p. 4.

115 *OM*, 12 abr. 1876, p. 4.

116 *OM*, 18 out. 1873, p. 4.

117 *OM*, 29 mar. 1876, p. 5.

118 *RI*, 18 mar. 1876, p. 4-5.

119 *RI*, 18 mar. 1876, p. 4-5.

120 "Plus de fièvre jaune. Grande découverte faite par le professeur Gabriel Guéry et communiquée au gouvernement brésilien, le 26 avril 1876", O *Globo*, 29 abr. 1876, p. 2.

121 O *Globo*, 24 abr. 1876, p. 2; 29 abr., p. 1; 2 maio, p. 3; 11 maio, p. 3; 14 maio, p. 3.

122 María Matilde Suárez e Waleska Lemoine, "From Internalism to Externalism: A Study of Academic Resistance to New Scientific Findings", *History of Science*, xxiv, dez. 1986, p. 383-410. Encontrei uma referência ao trabalho de Beauperthuy sobre febre amarela em periódicos brasileiros da década de 1860: Dr. Caminhod, "A cholera-morbus e a febre amarela serão de natureza parasitária?", *Annaes Brasilienses de Medicina*, n.º 5, out. 1864, p. 79. O autor não faz menção à hipótese da transmissão pelo mosquito.

123 Oswaldo Cruz, "Prophylaxia da febre amarella. Memoria apresentada ao 4.º Congresso Medico Latino-Americano", p. 3-4.

124 Nancy Stepan, "The Interplay Between Socio-Economic Factors and Medical Science: Yellow Fever Research, Cuba and the United States",

Social Studies of Science, v. 8, 1978, p. 397-423; Mariola Espinosa, *Epidemic Invasions: Yellow Fever and the Limits of Cuban Independence, 1878-1930*; para um relato minucioso dos experimentos da Comissão Reed produzido no Brasil na época, ver Diretoria Geral de Saúde Pública, *A propagação da febre amarella pelos mosquitos*.

CRÉDITOS DAS ILUSTRAÇÕES

p. 7: História e descrição da febre amarela epidêmica, José Pereira Rego. Rio de Janeiro: Typographia de F. de Paula Brito, 1851, p. 5. Cortesia: The National Library of Medicine

p. 262: José Pereira Rego, barão do Lavradio, litografia, retrato 3. Seção de Iconografia. Acervo da Fundação Biblioteca Nacional — Brasil

p. 284: *Correio Mercantil*, 21 fev. 1850, p. 4, n.º 50. Acervo da Fundação Biblioteca Nacional — Brasil

p. 309: *Revista Illustrada*, 4 mar. 1876, p. 1, n.º 10. Acervo da Fundação Biblioteca Nacional — Brasil

p. 310: *O Mosquito*, 22 fev. 1873, p. 4, n.º 180. Acervo da Fundação Biblioteca Nacional — Brasil

p. 311: *Revista Illustrada*, 18 mar. 1876, p. 7, n.º 24. Acervo da Fundação Biblioteca Nacional — Brasil

p. 312: *O Mosquito*, 5 abr. 1873, p. 1, n.º 186. Acervo da Fundação Biblioteca Nacional — Brasil

p. 313: *Revista Illustrada*, 24 jun. 1876, p. 1, n.º 24. Acervo da Fundação Biblioteca Nacional — Brasil

p. 314: *O Mosquito*, 29 mar. 1876, p. 4, n.º 353. Acervo da Fundação Biblioteca Nacional — Brasil

p. 315: *O Mosquito*, 12 abr. 1876, p. 4, n.º 357. Acervo da Fundação Biblioteca Nacional — Brasil

p. 316: *O Mosquito*, 18 out. 1873, p. 4, n.º 214. Acervo da Fundação Biblioteca Nacional — Brasil

p. 317: *O Mosquito*, 29 mar. 1876, p. 5, n.º 353. Acervo da Fundação Biblioteca Nacional — Brasil

p. 318-19: *Revista Illustrada*, 18 mar. 1876, p. 4, n.º 12. Acervo da Fundação Biblioteca Nacional — Brasil

p. 320: *O Mosquito*, 10 maio 1876, p. 1, n.º 364. Acervo da Fundação Biblioteca Nacional — Brasil

Este livro foi composto em Freight text em novembro de 2020.